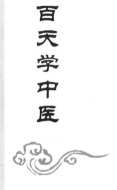

一百天学中医

经典里的养生名句

李其忠　杨艳卓　编著

上海科学技术出版社

图书在版编目（CIP）数据

一百天学中医 ：经典里的养生名句 / 李其忠，杨艳
卓编著. -- 上海 ：上海科学技术出版社，2022.10
ISBN 978-7-5478-5831-8

Ⅰ. ①一… Ⅱ. ①李… ②杨… Ⅲ. ①养生（中医）
Ⅳ. ①R212

中国版本图书馆CIP数据核字（2022）第156392号

一百天学中医：
经典里的养生名句

李其忠　杨艳卓　编著

上海世纪出版(集团)有限公司
上海科学技术出版社　出版、发行
（上海市闵行区号景路 159 弄 A 座 9F - 10F）
邮政编码 201101　　www. sstp. cn
上海光扬印务有限公司印刷
开本 787×1092　1/16　印张 9.5
字数：120 千字
2022 年 10 月第 1 版　2022 年 10 月第 1 次印刷
ISBN 978 - 7 - 5478 - 5831 - 8/R・2579
定价：48.00 元

序

在绵延数千年的历史长河中，中医养生学为中华民族的繁衍昌盛和健康事业作出了不可磨灭的卓越贡献。中医养生学具有独特的理论知识、丰富的实践经验和鲜明的民族风格，是我国传统文化中的瑰宝，也是中医学宝库的璀璨明珠。

近年来，随着生命科学的研究进展和医疗卫生工作的重心前移，中医养生学的价值更加凸显，业已成为一门充满生机活力的、既古老又新兴的中医分支学科。

当今之时，养生趋热，亦为文明进步的标志之一。然而，书市养生之作，鱼目混珠，良莠难辨，广大民众急切希望有去伪存真、去利存实的科普读物面世。

笔者终身以中医学教学、临床、科研为业，传播养生文化责无旁贷。中华养生名言警句，散见于诸子百家、中医典籍、养生专著及文学散作之中（截至清末），索隐钩沉，细玩精选，确非易事；注释解读，发挥己见，更属疑困。笔者勉为其难，终撰成册。

本书遴选中华经典中的养生名言警句，以理论性、人文性、实用性、针对性为基准，依据内容不同大体分为天人相应、未病先防、情志摄养、起居摄养、饮食摄养、房事摄养六类。其中，部分名言警句涉及多方面养生内容，只能依据其重点权作归类。

本书对所选条目的排序，《黄帝内经》原文在首，先秦诸子百家原文其次，再次则大体按照时代次序编排。

对所选条目的注释，侧重医理，兼顾文理，并在"经典"中对所引条目的相关书目、篇名及作者作简要介绍,以便读者自查自阅。

对所选条目的"解读",多分两段,第一段是对条目原文的意译,第二段是笔者对条目原意的阐释。

笔者才疏学浅,编著工作必存诸多疵瑕,尚祈读者不吝赐教。

李其忠

2022.8

阅读指引

上海中医药大学终身教授、博士生导师、上海市名中医李其忠，长期致力于中医学的临床、教学和科研工作。多年来，他将中医养生文化研究及中医养生等加以科普创作，出版相关书籍十余部。此次，李教授将对中医养生文化的思考和当代解读有机融合在本书里，所精选的一百句中华经典里的养生名言警句，也囊括了传统的养生思想和实践操作的精髓。

所录每则养生名言的解读短小精悍，通读用不了五分钟。一天一句，每天五分钟，一百天，一百个五分钟，就可以学会一百句传世警言，概览中医养生文化的全貌。当然，要深刻领会个中要义，并付诸行动，还必须溯源和思考，让字字珠玑深入心髓。这，也许需要一生的时间。

所以，我们还设计了大字诵读和札记板块，供读者发乎于心践之于行。

通读、精读、诵读、记录，点滴所注，终将皆有所得。

2022 年 8 月

目 录

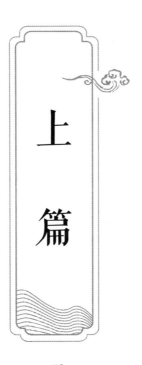

上 篇

经典里的养生名句

一、中华养生源流的追溯

追溯历史,养生之学,源远流长,值得深入发掘,发扬光大。

养生一词,早在《吕氏春秋》就有明确记载:"知生也者,不以害生,养生之谓也。"意为知晓生命规律的人,其饮食起居、行为举止等不可有害健康、有害生命。若能如此,便是养生。养生,古亦称摄生、治身、道生、卫生等。老年人延缓衰老之养生,又称寿老、寿亲、寿世、养老等。

数千年的中医药发展史,记录着无数先辈前贤对养生保健、延年益寿的丰富经验及学术成就。从养生学术发展的角度看,大致可分为以下几个历史阶段:

远古时期 早在秦汉时期的医学经典《黄帝内经》(简称《内经》)就有关于上古之人养生之道的记载:其"能形与神俱,而尽终其天年,度百岁乃去"。是说远古时期的先民,懂得养生事宜,故能保持形神的健全和谐,命长百岁而获天年。追溯旧石器时期,由于火的发明,改变了先民的食性,熟食便是食养、食疗、灸熨的起源。新石器时代,先民已能磨制石器、骨器,因此而又有了砭石、石针的应用;先民在采集、狩猎之时,听百鸟之鸣,闻松涛之声,观禽兽之姿,渐感于心,随动于情,模而仿之,便是音乐、歌舞、导引的发端。殷商的甲骨文就有"沐""浴""寇帚"的文字记载,表明奴隶社会时期已重视个人卫生和环境卫生。甲骨文中尚有"疾言"(语言障碍)、"疾耳"(听力障碍)、"疾首"(头部疾患)以及使用针灸、按摩、导引、热熨等进行防病治病的记载。

先秦时期 春秋战国时期,医学知识大有发展,其中不乏养生保健的精辟论述。

如《管子》指出"精存自生,其外安荣,内藏以为泉原"。强调精气内藏,养内荣外。

《老子》认为"虚其心、实其腹、弱其志、强其骨",才是"根深蒂固、长生久视之道"。此言"虚其心""弱其志",当指养生应虚怀若谷,不重名利。

《庄子》则说"吹呵呼吸,吐故纳新,熊颈鸟伸,为寿而已矣"。此段原文当可视作传统五禽戏的理论发端。

《吕氏春秋》将运动喻为"流水不腐,户枢不蠹"。

诸子之说,应为调神、纳气、存精、炼形等养生理论的萌芽。

"天人相应"的养生法则,早在诸子之说中也有蕴含。如《老子》云:"人法地,地法天,天法道,道法自然。"

秦汉魏晋时期 《黄帝内经》的问世,更是奠定了中医养生学的理论基础,其所载的"不治已病治未病""正气存内,邪不可干""恬淡虚无,精神内守,病安从来""人以天地之气生,四时之法成"等均成为中医养生名言。《黄帝内经》中广泛应用针刺、灸焫、气功、按摩、温熨,以及阳光、空气、饮食、运动、时序、色彩、音乐、气味、声音等以却病延年,对后世养生学的发展,具有深远影响。

《三国志》记载了华佗的运动养生观:"动摇者谷气得消,血脉流通,病不得生。"其还创制了五禽戏,具有动静相兼、刚柔相济的特点。

这一时期,已有养生学之专著、专论问世,如晋代葛洪的《抱朴子·内篇》、嵇康的《养生论》、北齐颜之推的《颜氏家训·养生篇》、梁代陶弘景的《养性延命录》等。诸书诸论都提倡养生重在保精养气调神,主张浴阳光、弃厚味、薄名利、节色欲、饮清泉、服补药。

隋唐时期 养生之术至隋唐大有发展,隋代巢元方所撰《诸病源候论》中有养生专论"补养宣导法"。被后世奉为"药王"的唐代医家孙思邈《千金要方》也有养生专篇"养性",其吸取了《内经》、扁鹊、华佗、葛洪及诸子百家的养生思想与成就,成为这一时期最具代表性的养生专论。

有学者归纳孙思邈养生要点有五:一是陶冶性情,主张"耳无妄听,口无妄言,身无妄动,心无妄念",以保持情绪稳定,增强生命活力。二是生活有常,做到劳逸结合,起居有节,寒温适度,以顺应自然。三是饮食清淡,主张少食大荤厚味,避免过饥过饱,认为享受太丰,每为疾病、夭寿之因。四是动静结合,指出安居不动易致经脉壅塞,故倡"摇动肢体,导引行气"。五是食药补养,常采用牛乳、黑芝麻、黄芪、白蜜、枸杞等药食补养身体。孙氏认为,神仙之道不可致,养生之术当可行,使养生之术从虚无缥缈之说中解脱出来。其自身既言之,亦行之,寿至百岁有余,成为医学史上的寿星。"安者非安,能安在于虑亡;乐者非乐,能乐在于虑殃",这便是孙氏"安不忘危"、防患未然的养生箴言。

宋金元时期　该时期的养生专著颇多,其他医著中养生专篇、专论更是时有所见。或总结养生经验,整理养生成就,使其更趋完善。或积累养生新经验,创建养生新知识,使其不断发展。

养生专著、专篇中,宋代李昉《太平御览养生篇》、周守忠《养生类纂》《养生月览》、蒲虔贯《保生要录》、愚谷老人《延寿第一绅言》、陈直《养老奉亲书》以及《沈括良方》中的"问养生""养生说",金元刘河间《舍身论》、邱处机《摄身消息论》、忽思慧《饮膳正要》以及朱丹溪"养阴论"、李东垣"脾胃论"、张子和"攻邪扶正论"等,均具有代表性。

上述养生专著、专篇从不同角度,强调"未病先防""既病防变"的养生预防思想,深刻阐述精、气、神在寿夭健衰中的重要作用,对于淡饮食、和喜怒、慎四时、护脾胃、练功法、保真元等方面也均有全面论述。

金元王珪《泰定养生主论》更是提出养生当从幼年开始,并详细阐述自幼至老调摄有序的养生方法,强调衰老是一个漫长过程。这一认识,卓有见地。

宋金元时期养生练功已成社会风尚,连诗人陆游《养生》中也有"两目神光穿夜户,一头胎发入晨梳"的诗句,以描绘其病后养生而致神采奕奕的状态。

明清时期　明清时期的养生著作更趋实际,对唯心养生观多有抵触。如:明代医家李梴《保养说》指出:《内经》所言"精神内守""食饮有节,起居有常,不妄作劳",是养生的正宗,力倡避风寒、节劳逸、戒色欲、正思虑、薄滋味、寡言语等颇为实用的养生法。

明代医学大家张景岳《类经·治形论》倡言"善养生,可不先养此形?"将养形作为养生之首务,颇为实在,颇具创见。

龚廷贤《寿世保元》选载了不少抗衰延年方药,如"长春不老丹""扶桑至宝丹""八仙长寿丸"等,并提倡"诗书悦心,山林逸兴",充实了调补养生、娱乐养生、环境养生诸法。

龚居中《红炉点雪》指出"善服药,不如善保养",总结出"却病延年一十六句之术",概括了古代气功导引之大要。龚氏还认为"歌所以养性情,舞所以养血脉",明示轻歌曼舞具有良好的养生作用。

高濂所辑《尊生八笺》,从八大方面论述延年之术、却病之方,其内容之全面,资料之丰富,知识之广博,议论之深刻,在同类著述中实属罕见,今之喜好养生者仍大可一读。

至清代,养生学术虽无大的进展,然养生专著甚多,有统计不下五六十种,其中曹慈山《老老恒言》、汤灏《保生篇》、唐千顷《大生要旨》等,可谓其代表作。清代名医徐灵胎对人寿夭之因有独到见解,其在《元气存亡论》中指出:人之寿夭,"当其受生之时,已有定分",已认识到先天遗传因素在个体自然寿命中的重要作用。

近现代　十九世纪中叶,中国逐渐进入半殖民地半封建社会,中医学曾一度横遭摧残,传统养生学的发展也随之遭受严重阻力,不仅养生学著述骤减,而且崇尚养生的社会风尚也一度趋淡。

新中国成立后，政府大力扶持中医药学，养生学也因此而得以发展。尤其是近年来随着全社会物质文明和精神文明的快速进步，养生受到广大民众越来越多的关注，养生学理论研究也不断取得进展。历代养生名著，包括儒、释、道等经史百家典籍被校勘注释后大量出版。在整理古代文献，总结养生经验，并结合现代研究的基础上，出版了为数众多的具有时代气息的养生学专著。养生学术界积极开展学术交流活动，举办多种形式、多个系统的养生保健学术研讨会，全国中医院校多先后将"中医养生学"列入重要课程，以养生为专题的中外学术交流活动也日益频繁，有力推动了颇具中医特色的现代养生学的发展。

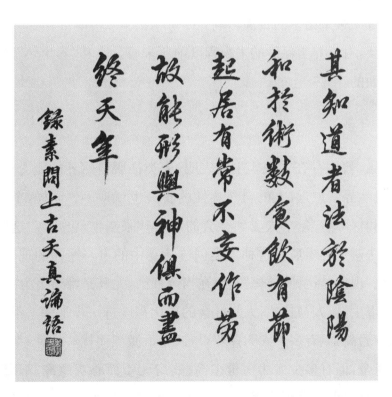

【经典里的养生名句·李其忠书】

二、当前养生趋热的思考

现代迅速增长的物质生产,高度发达的科学技术,丰富多彩的精神生活,给人类——尤其是都市人带来了众多的享受和极大的便捷。然而,生活在都市,人口密度高,生活节奏快,环境污染和生态失衡严重,社会压力和精神负担增大,对人们的身心健康带来诸多的负面影响。

当今社会,对于养生保健的重视程度前所未有。究其"养生热"形成的原因,应该是多方面的。

异化现象,普遍存在 现实生活表明,人类征服自然界的能力愈强,成果愈大,人类离自然界就愈远,人的自然本性的丧失也就愈多。同样,个人从社会中得到的权利和保障愈多,个人受到社会的约束和限制也就愈多。这便是人类面对的一个无法避免的矛盾。这种人类创造活动中的事与愿违的现象,在哲学上被称为"异化"现象。这种"异化"现象在当今社会,尤其是都市更为突出。

当今都市生活,人与自然、人与社会的异化程度进一步加深。都市的工作岗位多,薪水待遇高,但有多少人为择业艰难、竞争激烈而忧心忡忡;都市生活条件好,配套设施全,但有多少人为房价虚高、购房无望而心灰意冷;都市科技进步,工业发达,但有多少人因环境污染、生态失衡而深受其害;都市业余生活丰富,娱乐场所遍见,但有多少人因迷恋网吧、沉溺酒色而身心受损;都市地缘广阔,交通发达,但有多少人因道路堵塞、上班费时而疲于奔命;都市人才集中,精英荟萃,但有多少人因工作压力大、生存代价高而抑郁焦虑;都市医疗条件好,医保覆盖广,但有多少人因药源性损害、医源性损伤而痛苦不堪;都市权贵集中,生活优越,但有多少人因食不厌珍、行必有车而"三高"(高血压、高血脂、高血糖)迭起。

不少有识之士为都市人日益被迫成为经济动物、物质奴隶而甚是担忧。经济和物质的强大压力,几乎使都市人的自我丧失殆尽,人们陷于严重失落和迷惘的痛苦之中,竭力呼吁"返璞归真""回归自然"。人生活于天地之间,时空之内,形神机能活动不可避免地受到自然环境和社会环境的影响,科学养生必须置人于环境之中,加以重视,给以考量。

养生趋热,原因探究　笔者认为,只要稍作调研,稍作思考,对当前养生趋热的原因不难作出归纳:

一是我国社会正处于转型期,竞争激烈,压力剧增,各阶层人群中的主体在身心两个方面更容易处于亚健康和疾病状态。

二是当下民众物质生活水平不断提高后,势必会更加关注健康,珍视生命。不能温饱,岂谈养生。重视养生的程度是社会进步的晴雨表。

三是现有的医疗体制,不能完全满足民众对于健康的需求,以致无奈地发出了"求医不如求己""有病求治,不若无病养生"的呼喊。

四是传统文化的复兴,作为传统文化重要组成部分,并一直在民间代代相传的中医养生文化,自然会受到格外关注。

针对都市人健康的种种困惑,养生保健应有针对性良策。

养生保健,当分层次　应该意识到养生保健是多层次、多角度的。

一是依靠整个社会(政府、社区)尽可能地为都市人创造一个良好的养生环境。空气、水质、土壤、绿化、声光,乃至于社会治安、政治氛围、民情习俗等均是构成生存环境的要素。良好的生存环境,有利于群体的养生保健;不良的生存环境,有害于市民的身心健康。这一点我们既有沉痛的教训,也有成功的经验。

二是依靠医学力量(医院、医生)积极发挥健康咨询、养生指导和早期诊治疾病的作用。长期以来,医院、医生主要承担临床医学的责任。随着医学理念的改变和医疗市场的扩展,在民众养生保健领域中,医院、医生也应扮演主要角色。

三是依靠社会个体(个人、家庭)有意识地做好自身养生或帮助他人养生。有意识、有目的的科学养生活动伴随一个人的终身。人生在世,外有邪气之侵、天时之感,内有七情忧患、饮食劳逸,疾病发生在所难免。病前预防、病中治疗、病后康复的全过程中都必须有养生行为的参与或配合。

上述三个层面的养生活动,既各有侧重,又互有关联。三者有机结合,才能展现一幅完整的具有民族特色、时代特征的都市养生画卷。

养生活动,调神为先 养生保健应更注重精神养生,也即所谓"养生先要养心"。精神养生,系指保养身体必先调神怡情,才能形神兼备。三国曹魏时期著名文学家嵇康《养生论》指出:"精神之于形骸,犹国之有君也。神躁于中,而形丧于外,犹君昏于上,国乱于下也。"并提出例证云:"夫服药求汗,或有弗获,而愧情一集,涣然流漓;终朝未餐,则嚣然思食,而曾子衔哀,七日不饥;夜分而坐,则低迷思寝,内怀殷忧,则达旦不瞑;劲刷理鬓,醇醴发颜,仅乃得之,壮士之怒,赫然殊观,植发冲冠。"

精神情志调养对于保持身心健康重要性的论述,古今宏论,莫过于此。嵇氏举例,如服药以求汗出,尚未必如愿,然羞愧之情一起,则汗流不止;一日不食,饥饿难耐,然曾子(孔子弟子)执亲之丧,数日未食不饥;夜半而坐,神倦嗜睡,然深怀忧虑,则通宵不思睡眠;梳理鬓发,厚酒荣颜,未必改观,然壮士发怒,则颜面骤变,发鬓立直。凡此种种,充分说明精神情志活动对于身心健康的重要影响。

养生之要,当以养性调神为先,中医学对此多有精论,强调通过主动的修德以怡神、调志以摄神、节欲以安神、静心以养神、积精以全神等多种途径,保护和增进人的精神健康,力求达到形与神的高度统一的养生目的。

三、天人相应的整体观

　　天人相应，是我国古人用于认识自然、解释世界的方法论，其借助于对自然天地运行规律的认识来解释和指导人事，而中医学同样用其来认识人体自身的生命规律、疾病的预防治疗和养生的基本理念。中医理论体系包括中医养生之道，正是在天人相应思想指导下得以形成并不断发展的。

　　早在《黄帝内经》中，即有不少篇章中反复强调天人相应，其精髓是人的生命运动、人的疾病过程，乃至人的养生活动都必须顺应天地自然。如《灵枢·刺节真邪》指出：人"与天地相应，与四时相副，人参天地。"《灵枢·岁露》也说："人与天地相参也，与日月相应也。"

　　"参"，是要求从不同情况的对比、比较中，求得一个存乎其中、出乎其上的新结论，如参考、参校、参稽、参验等。有学者经研究认为，"参"，是我国先秦时期重要的思维方法，而"人参天地""人与天地相参"，是战国至秦汉时期众多思想家的共识，如《管子·形势》说："有无弃之言者，必参于天地也"。《荀子·天论》说："天有其时，地有其财，人有其治，夫是之谓能参。舍其所以参，而愿其所参，则惑矣。"《吕氏春秋·序意》更是明确地指出了人与天地相参的思想："上揆之天，下验之地，中审之人。"

　　人生活于天地之间，时空之内，与万象同源，与万物同律。春秋战国时期所兴盛的天文历法、地理物候等的研究对象，均与人体生命活动息息相关，而这些研究成果为中医学天人相应理论奠定了自然科学基础。

《黄帝内经》广泛吸取了当时天文、地理、物候等方面的已有成就，并将其与人体生命活动规律有机融合，最终构建了系统的天人相应理论。之后的中医理论包括养生理论的发展过程中，也始终将天人相应理论作为其思辨方法和基本特点，至今仍有不少学者探索其中的奥妙，堪称中医养生理论的精髓所在。

天人相应的整体观，反映在人体生命活动中，自然环境的影响。

首先，体现在强调人体生命即是天地自然的产物。生命运动是自然发展到一定阶段的必然产物，天地阴阳二气的对立统一运动为生命活动的产生提供了最为适宜的外在环境。天地之气，给人类以生活的各种物质。四时之法，同样影响着人类生命活动的规律。

其次，体现在强调四时、五脏、阴阳相互通应方面。人禀天地之气而生成，通过体内的自然调节机能在一定的生理限度内，保持着人体自身与季节寒暑、昼夜晨昏、地域高下等天地自然运行规律的适应协调。

四时季节气候变化依据中医学五行分类，春温、夏热、长夏湿、秋燥、冬寒为一年四时气候变化的一般规律，四时五季的气候变化与人体五脏的功能运动互相通应，也即气候变化对脏腑功能有促进或影响作用。中医学认为：肝气通于春，心气通于夏，脾气通于长夏，肺气通于秋，肾气通于冬。在四时气候规律性变化的影响下，人与一切生物一样表现出春生、夏长、长夏化、秋收、冬藏的生理适应性过程。如春夏阳气升发在外，气血运行趋于体表，故多见皮肤松弛，汗腺易开，溱溱汗出等情况；秋冬阳气收敛潜藏，气血运行闭行于内，故多见肌肤致密，汗腺紧闭，少汗多尿等情况。

中医学还认为，不仅四时气候变化对人体生命运动有所影响，即便是一日昼夜晨昏的变化，也会对人体产生一定作用。古人以一日分四时，"朝则为春，日中为夏，日入为秋，夜半为冬"，人体的气血阴阳也会随昼夜晨昏而变化，提示人体阳气白天运行于外，趋向于表，激发着人体的各种机能活动。早晨阳气升发，中午阳气隆盛，至夜晚则阳气内敛，便于人体休息，养精蓄锐。这正反映了人体在一昼夜之中的阴阳消长过程。

天地五运六气的周期节律性变化,不但有"年节律""日节律",而且还有"月节律"。"月节律"对人体影响最突出的表现在女子月经来潮的周期性上。月经是指规律性、周期性的胞宫出血,月月如此,常年不变,是为女子所特有。女体属阴,以血为主,其经上应月亮、下应海潮,其气应月,月有盈亏,潮有朝夕,月事一月一行,与之相符,故月经又称之为"月事""月信""月水"。《妇人良方大全》指出:"经血渐盈,应时而下,常以三旬一见,以象月盈则亏。"可见,古代医家不仅认识到月经与月相同步,具有按月而止的周期节律性,还认为月经节律与月相的盈亏有一定关联。

地理区域是外界环境的重要因素之一。地理环境的差异应包括与之有关的气候特点、人文习俗等,在一定程度上也会影响人们的生理机能。《黄帝内经》有专论东方之域、西方之域、北方之域、南方之域所生所长之人的生理功能的差异。如江南土地卑弱,多湿热,其民腠理多疏松,体格多瘦削;北方地高陵居,多燥寒,其民腠理多致密,体格偏壮实。

天人相应的整体观,反映或体现在人体病理变化之中。人体对天地自然运动变化有其能动的适应能力,但这种能力是有限度的和有差异的。一旦外界变化过于剧烈持久,超过了人体固有的调节能力的限度,即会发生疾病。中医学的病因学、发病学、病机学中通常把季节气候、昼夜晨昏、地域高下等异常变化,视作重要因素之一。而中医养生理论更集中体现着天人相应的整体观。中医学汲取《老子》"人法地,地法天,天法道,道法自然"的思想,视顺应自然、适时养生为中医养生的指导原则和最高境界。如《灵枢·本神》曰:"故智者之养生也,必顺四时而适寒暑,和喜怒而安居处,节阴阳而调刚柔。如是则僻邪不至,长生久视。"提示人通过适时的养生调摄,保持自身的生命节律与天地自然的阴阳消长规律相适应,即能保证精神调和,形体坚实,不受外界邪气侵害,从而达到延年益寿之目的。他如适时饮食养生、适时起居养生、适时房事养生、适时调补养生等,历代医著及养生专著中均有相关论述。

四、未病先防思想的现代解读

与其有病求治，不若未病先防。中医学自古就有"治未病"之说。"治未病"一词，首见于《黄帝内经》："是故圣人不治已病治未病，不治已乱治未乱，此之谓也。夫病已成而后药之，乱已成而后治之，譬犹渴而穿井，斗而铸锥，不亦晚乎！"（《素问·四气调神大论》）

《黄帝内经》明确提出的"治未病"思想，受到历代医家的推崇。由于时代的发展和医学的进步，尤其由于健康理念和疾病谱的变化，"治未病"思想在今天更受到前所未有的重视。近年来，有关研究"治未病"思想的概念内涵、学术价值、临床应用等的现代文献众多。兹就"治未病"的有关问题与读者讨论如下。

一是既属"未病"，何谈其"治"？既为"已病"，为何"不治"？

正确理解"未病"而"治"、"已病"而"不治"，关键在于如何理解"治"。查诸字典，其字义与中医学有联系者，如整治、治理、修养、较量、征服、研究、治疗等。由此而不难看出，中医典籍中所用的"治"有狭义和广义之分：狭义的"治"，是指对疾病的诊治；广义的"治"，包括预防、摄生、保健、调理、治疗、康复等多重涵义。"治未病"的"治"，显然是广义的。"圣人不治已病治未病"，意思是说高明的医生（亦指先进的医学理念）不能只满足于精通对已病的治疗（"不治已病"），而更应通晓未病先防和既病防变（"治未病"）。

二是"治未病"思想早在《内经》就已明确提出,为何今天更加重视?

"治未病"思想自《内经》明确提出后,受到历代医家的重视,对《内经》"治未病"思想的论述代有发挥。如《备急千金要方·论诊候》指出,"古人善为医者,上医治未病之病,中医医欲病之病,下医医已病之病",告诫我们"消未起之患,治未病之疾,医之于无事之前,不追于既逝之后"。民间亦有将只知有病治病,不知无病防病者,讽喻为"曲突徙薪无功劳,焦头烂额桌上宾"。

"治未病"思想今天更受重视,自有它的原因所在。健康观念的改变应是首要原因。在物质生活比较贫穷、精神生活水平贫乏的情况下,人们只将躯体的疾病视作疾病,而今天完整的健康理念将精神情志的不协调、人与社会关系的不和谐等均视作不健康、不健全的疾病现象。而这些现象同样应该列入医学予以干预的范畴。

疾病谱的改变也是其重要原因。由于现代的生活方式、饮食习惯、工作压力等的改变及群体平均寿命的延长等因素,使非感染性的慢性疾病,如心脑血管疾病、代谢障碍疾病、老年性功能衰退等,越来越成为危及民众健康乃至生命的主要疾病。而这些疾病就目前的医疗水平而言,往往难以治愈,因此更能突显防重于治的意义。

强调"治未病"在医疗经济学方面亦有突出意义。有病治病的沉重的医疗费用,即便是发达国家或富有家庭也常不堪承受。我们国家如能展现一幅政府—社区—家庭—个人多层次、全方位的养生保健的画卷,民众的健康水平将大为提高,社会的和谐状态将大为提升,医疗卫生的沉重负担也将因此而大为减轻。

三是"治未病"是有层次的,其医学层次怎么理解?

"治未病"的层次问题,目前看法尚不一致。有分两个层次者,如有关中医教材将其分为"未病先防"和"既病防变"。有分为三个层次者,如有学者提出,未病先防、调摄养生为第一层次;欲病救萌,防微杜渐为第二层次;既病辨治,防其传变为第三层次。更有专家提出六个层次,治未病应贯穿于微而未显、显而未成、成而未发、发而未传、传而未变、变而未果的全过程。

笔者以为，唐代著名医家孙思邈提出的未病（先防）、欲病（救萌）、既病（防变），最为简洁、明了、实用。

四是对于"病"，中西医有不同理解，如何正确看待中西医"未病"与"已病"的不同概念？

现代医学往往将实验室指标及影像学等的改变，视作疾病的客观指标，亦将症状明显而缺乏相应的阳性体征或实验室指标改变者称之为亚健康。而亚健康状态的人，若求治于中医，通过辨证论治，中医临床总能给予某一辨证结果，如脾胃虚弱、肝气郁结、心神失养、卫表不固、肝肾不足等。也就是说，西医未将这类病人纳入疾病范畴，而中医将其视作有疾之人。反之，也有生化指标及影像学结果异常，而缺乏临床表现者，西医认定其"已病"，而中医因其无症可辨而认为其"未病"。

对于"未病""已病"的概念，中西医虽有不同理解，但预防为主的"治未病"思想，不只作为一个理论问题、学术问题，更作为一个现实问题、临床问题，均必须加以重视。

五是所谓"未病"，与今天所说的"亚健康"的异同何在？

亚健康是一个范围广泛、种类繁多、表现复杂、界限相对模糊的集合。但"亚健康"状态仅仅是中医"未病""欲病"过程中部分阶段的表现，它是病前的一种状态、一个过程、一段区间，不能概括中医"未病"说的全部，如不能概括既病防变、病后防复等"治未病"思想。也就是说，中医的"治未病"思想针对的不仅仅是"亚健康"状态，而是包括"亚健康"状态在内的、具有更广泛的、超越时空意义的医学理念。

五、情志摄养，形神合一

　　情志摄养，是指在养生学基本观念和法则的指导下，通过主动地修德、调志、节欲、积精等多种途径，保全精神健康，达到形神合一的养生目的。

　　一是重视修德以怡神：注重修德之人，行事光明磊落，性格豁达开朗，如此则情志怡然安宁，气血和调，脏腑功能平稳，形与神俱，可得天年。"大德必得其寿"（《礼记·中庸》）。

　　现代研究认为，人既是一个受生物学规律制约的生命有机体，更是一个有着复杂心理活动的社会成员，而心理活动的变化可导致一系列生理活动的改变。有学者认为，有道德修养的人大脑皮层的兴奋与抑制相对稳定，体内的酶和一些胆碱等活性物质分泌正常，脑中激素的释放增多，强化神经活动，有助于延缓衰老，有利于健康长寿。

　　修德怡神，是养生延年的重要方法，历来受到养生家的高度重视，凡养生有道之人，均将其列为摄生首务，诚如唐代著名医家孙思邈所言："德所不觉，纵服玉液金丹，未能延寿。"

　　仁德常驻、爱心永存、胸怀坦荡、光明磊落、乐善好施、豁达开朗等道德修养，是养生保健、延年益寿的重要保证。孔子有"知者乐，仁者寿"之论，民间有"为人不做亏心事，半夜不怕鬼敲门"之语，均应成为养生箴言。现代调查统计证明，长寿健康老人的保健经验相当集中，即乐于奉献、情绪乐观、永思进取。而遇事计较、性情孤僻、担惊受怕，常是诱发疾病或促人短命的常见因素。

二是重视调志以摄神：人的情志活动是对外界刺激的反映,喜怒哀乐在所难免。但若情志放纵偏激,极易影响人体气机,轻则引起功能失调,重则导致疾病发生,故而通过主动地控制和调节情志活动,避免产生反常的或不良的情绪状态,可达到宁心摄神、健康长寿的目的。

现代研究也证实,长期的精神紧张、情绪焦虑、心理压力,可以直接导致自主神经功能紊乱,免疫功能处于抑制状态,而容易出现精神疲乏、失眠多梦、燥热冒汗、烦躁不宁、情志抑郁、食欲减退、性欲冷漠、心悸怔忡,若经久不已,甚至可诱发癌症。

古今养生家所创制的以情制情、情志转移法,琴棋书画移情法,歌舞运动怡情法,他如暗示法、开导法、节制法、疏泄法等,均为畅志舒情、愉悦心神的有效方法。但愿各位从养生保健角度出发,天天保持好心情。

三是重视节欲以安神：人生在世,孰能无欲。每个人都应有一定的物质上的和精神上的需求、期盼、欲望。但人之欲望,永无满足,这是普通的心理状态,要养生保健,就必须节制欲望,诚能做到"志闲而少欲,心安而不惧,形劳而不倦,气从以顺,各从其欲,皆得所愿,故美其食,任其服,乐其俗,高下不相慕……嗜欲不能劳其目,淫邪不能惑其心,愚智贤不肖不惧于物"(《素问·上古天真论》),可谓养生修心之高人矣。

俗话说："妄想一病,神仙难医。"因欲壑难填,终日忧心忡忡,胡思乱想,使心神处于无休止的混乱之中,便会严重影响人体脏腑组织、气血阴阳的功能活动而损害身心健康。早在老子《道德经》就指出："祸莫大于不知足,咎莫大于欲得。"要想清心寡欲、静养心神,就应自觉地、尽力地做到薄名利、禁声色、廉货财、损滋味、除妄想、去妒忌。

要保持乐观的处世态度、豁达的心理状态。清代养生学专著《寿世青编》给了我们莫大启示："未事不可先迎,遇事不宜过忧,既事不可留住,听其自来,应以自然,任其自去,念惕恐惧,好乐忧患,皆得其正。"

四是重视保精以全神：保精，是指固护人体精气。全神，是指保全心神安泰。只有人体精气充足，才会心宁神旺。明代张景岳所说"故善养生者，必保其精，精盈则气盛，气盛则神全，神全则身健"，指出人身三宝——精、气、神之中，精是物质基础，无精则无气，无气则无神，从而阐明了保精全神的道理。可见，"保"在养生保健中起着重要作用。

保精贵在藏而勿泄，诚如王冰《补注黄帝内经素问》说："爱精保神，如持盈满之器，不慎而动，则倾竭天真。"具体而言，如需做到节欲以保精，不可纵欲无度，适当节制性欲可以保全肾中精气。需做到摄情以保精，因七情妄动皆能损伤五脏阴精，故应注意安和情志。

此外，还需做到膳食以养精，精作为生命的物质基础，依赖后天水谷精微的滋养。因此膳食养生是积精全神的重要方法。

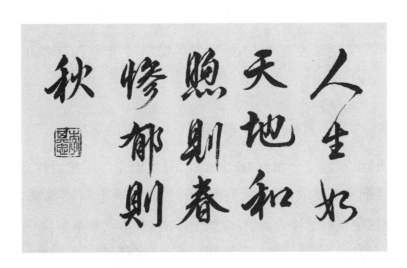

【经典里的养生名句·李其忠书】

六、起居顺应昼夜阴阳变化

人离不开自然环境。我国自古即倡导"天人相应"理念，非常重视环境对人类健康长寿的影响。

如昼夜节律对人体的影响，中医学的时空观认为，昼为阳，夜为阴，阴阳消长呈周而复始的节律变化。人的作息习惯应顺应昼夜阴阳变化的规律。这一观点与现代生命科学所倡导的生物钟学说大体吻合。

起居摄养，是指顺应自然变化规律，做到起居有常、劳逸结合、动静相宜等一系列养生措施。

起居养生的原则，《黄帝内经》谓之"起居有常"。生活作息应有一定的规律，这样才有利于身心健康。

现今之人，虽不能完全做到"日出而作，日落而息"，但按时作息，适当运动，这一起居养生的基本要求，则是永恒不变的。晨宜早起，不要贪睡，一日之计在于晨，早晨阳气生发趋于体表，最宜做些形体活动。"流水不腐，户枢不蠹"，道出了运动有助于养生的真谛。夜宜早睡，力避长期熬夜，保证足够的睡眠时间和良好的睡眠质量，这样才能精力充沛，心身安康。就当下人们尤其是年轻一代的生活习惯而言，主动熬夜，缺乏运动，终日与电脑电视为伴，已成通病。长此以往，这种不良的作息习惯，必然会不同程度地影响健康。在此，我们不禁要告诫青年朋友，健康为重，慎之又慎。

夏不宜太凉，冬不宜太温，这也是中医养生历来重视的一个方面。若夏季贪凉太过,露宿室外,或过食生冷之物,易使人体的阳气内闭,不宜宣泄,有悖夏令阳气宜发散之理。若冬令贪温太过,保暖过度,易使人体内的阳气过于发散趋外,有悖冬令阳气宜闭藏之理。而现今时代,城市居民空调普遍使用,使冬天不冷,夏天不热,虽然人会感觉温度恒定舒适,但是从养生角度上来说,是不利于顺应适时之气的变化而协调阴阳的。空调虽然是作为现在调节气温的主要工具,但用之应适时适度。

再如养生必须重视睡眠的调养,古代养生家有云:"养生之诀,当以睡眠居先。"人之一生,三分之一时间在睡眠中度过,这既是生理的需要,也是健康的保证、养生的途径。采取合理的睡眠方法和措施,保证睡眠质量,恢复体力精力,以此达到防病强身、延年益寿的目的。

随着生活节奏的加快,竞争压力的日增,浮躁风气的趋盛,夜不安寐之人日趋普遍。由此而论,睡眠养生更显重要。除服药调治外,以下事宜所当重视:

睡眠前必要的准备工作是保证良好睡眠的前提。

睡前需和泰情志。古人云"先睡心,后睡眼",凡剧烈的情志变化,势必引起脏腑气血功能的紊乱,从而导致失眠。睡时务必安稳思绪,不可思前想后,不可过多言语,以免扰乱心神,入睡困难。睡时又需养成良好习惯,不可覆被掩面,更不可当风露宿,以免呼吸不畅,或感邪致病。

睡前不可进食。因其时进食会增加胃肠负担,影响睡眠质量。若睡前有明显饥饿感,少少饮食后也宜休息片刻后再睡。早在《黄帝内经》就有"胃不和则卧不安"之说,民间也有"晚饭少一口,活到九十九"之谚语。

睡前不宜大量饮茶。因睡前饮水过多会使膀胱充盈,排尿频繁,特别是老年人,肾气常虚,固摄功能减退,过多饮水势必增加夜尿而影响休息。且睡前饮茶过多,茶叶中含有的咖啡因能兴奋中枢神经,使人难以入睡。

睡前温水洗脚与足底按摩。历代养生家均把睡前热水洗脚作为养生祛病、延年益寿的一项措施。热水洗脚与足底按摩,可疏通经脉,促进血行,有利于消除疲劳,提高睡眠质量。现代医学研究证明,经常刺激脚掌能调节自主神经和内分泌功能,防治心脑血管疾病。

睡觉时不应"和衣而卧"。冬天穿着厚重的衣服入睡时,会压迫人体内浅表的血管,阻碍血液流通,使人反而感到寒冷。"和衣而卧"并非好习惯,脱去衣服只盖被子睡,血液较通畅,比穿着衣服睡暖和得多。

选择适宜的床铺。床铺太硬、太软皆不宜。理想的床铺应该是软硬适中为宜,以在木板床上铺垫约 10 厘米厚的棉垫的软硬度为最佳。这样既能保持脊椎的正直,也能保持正常的生理弧度,对睡眠和健康都有益处。床铺除软硬度要适合外,还要注意其高度。床铺的高度一般为 40～50 厘米,即略高过就寝者膝盖为好,宜稍宽大。

睡眠的环境也是影响睡眠质量的重要因素。幽静、清洁、舒适的环境,将使人心情愉快,有助于睡眠。

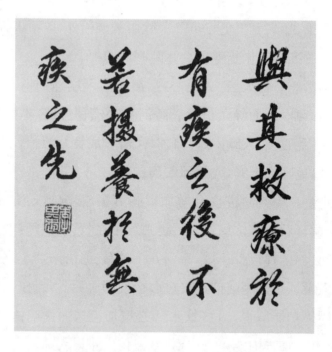

【经典里的养生名句·李其忠书】

七、饮食摄养的基本要求

饮食摄养，盖指利用食物的性能特点，合理摄入膳食，以强身健体、抗衰防老的养生方法。

"民以食为天""药补不如食补"。然饮食对于人体健康是一把双刃剑。《黄帝内经》将其喻作"水能载舟，亦能覆舟"。指出"阴之所生，本在五味；阴之五宫，伤在五味"。意为人体赖以生存的阴精，来源于饮食五味；蓄藏阴精的五脏（五宫），其损害的祸根也在饮食五味。明确指出了饮食对于人体健康的双重性。

事实证明，饮食不当可引起多种疾病，如儿童佝偻病、缺铁性贫血及高血压、冠心病、糖尿病、痛风病、脂肪肝、肥胖症等。而被称为现代文明病的"三高""三低"现象，也均与饮食不当有关。"三高"指高能量、高脂肪、高盐分。"三低"指低矿物质、低维生素、低纤维素。

饮食养生的基本要求如下。

适时适量。一日三餐，合理安排，是饮食养生的重要内容。从生理角度看，一日三餐是合理的，因为白昼的早、中、晚三个时段中，人体内的消化酶较为活跃。现代研究认为，科学合理的膳食方式应是：节制晚餐，满足午餐，吃好早餐，并强调三餐之中，早餐最重要。早餐不仅要吃饱，而且要吃好。早餐食品既要有丰富的蛋白质，又要有足够的碳水化合物。若有条件，早餐要有菜、有饭、有牛奶（或豆浆）。午餐要吃饱，品种要丰富。晚餐则以少而精为善，不宜过多摄入蛋白质和脂肪，以免肥胖，影响健康。此外，晚餐过饱，对肠胃功能及大脑休息有不利影响，也是显而易见的。

谨和五味。所谓"谨和五味"即是依据人体生理需要，合理调配，适度摄取膳食营养，以滋养人体脏腑气血。膳食有辛、甘、酸、苦、咸之异，中医养生理论认为，"谨和五味"是益寿延年的基本饮食原则。现代研究认为，许多疾病的产生与不良的饮食习惯有关。偏嗜甜食，易致糖尿病、肥胖症等；偏嗜咸味，易致高血压、动脉硬化，或加剧水肿等；偏嗜辛辣，易致便秘、痔疮，加剧溃疡病等。

以人为本。如小儿脏腑娇嫩，脾胃薄弱，供给小儿的营养物质，既要保证充分营养，又要易于消化吸收。老人脏腑衰退，化源不足，平素多食清淡素食、乳食，富含纤维素的食品为宜。

妇女有妊娠、哺乳等生理特点，其膳食宜忌也有特殊之处。妊娠期间，随着胎儿的生长发育，母体需要比平素更多的营养，以满足母体消耗与胎儿发育的需要；哺乳期，膳食应有充分热量，并注意多吃富含矿物质的食品，以满足各种微量元素的摄入。

另有肥胖之体，应限制糖及脂肪的摄入；消瘦之人，应多进滋阴生津的食品。

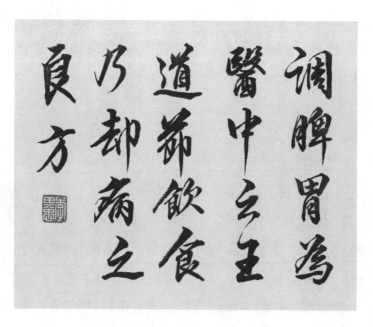

【经典里的养生名句·李其忠书】

八、和谐房事以达到强身健体

房事摄养，指根据人类生理、心理特点，调节男女性事活动，和谐夫妻房事生活，以达到强身健体、延年益寿的养生行为。

性爱活动，本属正常。性，是人类与生俱来的天性、本能，其与人们的生活质量、情感活动及健康水平息息相关，早在《孟子·告子》即有"食、色，性也"之论，意为饮食、性爱是人的本性。古人称"阴阳交则物生，阴阳隔则物杀"，强调男女不合则违背阴阳之道。正如《素女经》所云："男女相成，犹天地相生也，天地得交会之道，故无终竟之限。"古代养生家正是以阴阳之道为基准来研究人类的性爱活动，并将其作为养生益寿的重要原则，推广应用于诸多方面。

《黄帝内经》中详细记述了男女生长、发育、衰老的全过程以及男女之间的生理差异，指出："女子七岁，肾气盛，齿更发长；二七，而天癸至，任脉通，太冲脉盛，月事以时下，故有子；三七，肾气平均，故真牙生而长极；四七，筋骨坚，发长极，身体盛壮；五七，阳明脉衰，面始焦，发始堕；六七，三阳脉衰于上，面皆焦，发始白；七七，任脉虚，太冲脉衰少，天癸竭，地道不通，故形坏而无子也。""丈夫八岁，肾气实，发长齿更；二八，肾气盛，天癸至，精气溢泻，阴阳和，故能有子；三八，肾气平均，筋骨劲强，故真牙生而长极；四八，筋骨隆盛，肌肉满壮；五八，肾气衰，发堕齿槁；六八，阳气衰竭于上，面焦，发鬓斑白；七八，肝气衰，筋不能动，天癸竭，精少，肾脏衰，形体皆极；八八则齿发去。"（《素问·上古天真论》）

《内经》原文强调了肾气的盛衰与人体生、长、壮、老、已的密切关系。女子十四岁、男子十六岁左右,由于肾中精气开始充盛,由此而派生一种与生殖机能直接有关的物质——天癸,在天癸的作用下,女子开始出现月经现象,男子开始出现遗精现象,由此而初步具备生育能力。女子三十五岁、男子四十岁前后,是肾中精气由盛至衰的转折点,故某些生理机能开始出现衰退的现象。女子四十九岁、男子六十四岁前后,肾中精气进一步衰竭,天癸消失,男女生殖机能明显减退乃至消失。可见,肾中精气对于机体的生长与发育,乃至性事功能和生殖机能的成熟与维持,有着至关重要的作用。由此可见,中医房事养生从护肾保精角度强调性欲既不可禁又不可纵的道理所在。精血满则当泄,故欲不可禁,禁则闭郁失宣;精血又当充盈,故欲不可纵,纵则妄泄致虚。房事养生就是在"慎精"的原则下展开的。

　　房事不是一件可以置之不理、弃而不顾的生活小事,房事是人类正常的生理、心理之需。古代养生学家和医学家一向重视房事的调谐养生。通过房事调谐以养生,也是中国养生学的一大特色。根据文献记载,许多养生家都强调节制房事,保精养神,正常适度,有利健康。和谐、稳定的夫妻生活,是长寿的重要原因之一。古人有言:"房中之事,能杀人,能生人,故知能用者,可以养生。"隔绝阴阳,禁绝房事,既违反自然之性,亦有悖人情之常。因此,中国古代养生家均忌禁欲,以顺养生之道。缺乏正常的两性生活,容易导致阴阳失调,气机郁闭,五脏失和等各种病理变化,从而容易产生多种疾病。健康的性爱可以增强夫妻感情,缓解紧张心理、郁闷心情等不良心境,鼓舞人们乐观向上,保持健康的心理状态。有现代调查统计表明,有正常性爱者比禁欲独身者平均寿命要长。

　　今日所说的"性医学",在古代称为"房中"。"房中"作为一门学问,在汉代以前是得到朝廷和学者承认的。《汉书·艺文志·方技略》中介绍得很明确:"房中者,情性之极,至道之际,是以圣王制外乐以禁内情,则为之节文。"遗憾的是,由于各种各样的原因,这些宝贵的文献早已荡然无存。幸赖近年长沙马王堆三号汉墓出土的大量秦汉医书中,也有一些房中专论,填补了汉前"房中术"文献的空白。男女和合是自然之道,既不可纵欲淫乐,也不得强室情欲,和合阴阳,交接有道,则可享人伦而达情性,保精气以臻康寿。

欲不可纵,保肾固精。中医理论认为,肾中精气的盛衰直接影响人的健康与寿夭,故惜精、养精、固精,历来认为其系养生防衰之关键。节欲保精,因此也成为房事养生的基本准则。欲不可禁,也不可纵。如是则精气持满,精足则神旺,神旺则寿增。

房事不节,纵欲过度,势必耗伤肾精,《黄帝内经》就有"以欲竭其精,以耗散其真,不知持满,不时御神",易致"半百而衰"之警示。欲念太过,施泄无度,肾精亏耗,容易引发早衰,出现齿摇发疏、腰酸膝软、尿意频数、健忘耳鸣、男子阳痿早泄、女子性淡经乱等症。而善于节欲保精之人多可颐享天年。唐代著名医家孙思邈倡导慎欲惜精并身体力行,才致寿逾百岁。至今陕西铜川市耀州区纪念孙思邈的药王庙大殿前,刻有孙氏训语:"大寒与大热,且莫贪色欲;醉饱莫行房,五脏皆翻覆。"

就房事养生宜忌而言,其宜者,合房讲究卫生,行房节欲有度,提倡婚育适龄,恪守自重节操,适当独宿颐养;其忌者,环境不当、七情过激、劳倦体虚、醉酒过饱及妇女三期(经期、孕期、哺乳期)均应禁忌或谨慎行房。

札 记

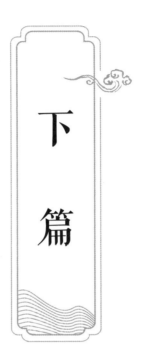

下篇

经典里的养生名句

天人相应名句解读

（一～九）

一、人与天地相参也，与日月相应也。

——《灵枢·岁露》

　　人的生理功能、生命规律，与天地自然变化相互参验，与日月运行盈亏相互应验。

　　天人相应，是中国传统文化包括中医理论体系最为根本、最具特色的思想。《黄帝内经》所言的人"与天地相参""与日月相应"，集中体现了天人相应思想。这一思想，将人体的生命现象、心身活动置于天地自然之中加以整体考察和综合辨析，中医学无论是诊疗疾病，还是养生保健，无不体现天人相应这一整体观念。

经典溯源

　　《灵枢》：与《素问》合为《黄帝内经》。"灵枢"之灵，即生灵，人体生命。"灵枢"之枢，即中枢、机要之义。灵枢，人体生命的奥秘机理。

　　《黄帝内经》简称《内经》，是我国现存医学文献中最早的一部经典著作，也是中华传统养生文化中的一部辉煌巨著。《黄帝内经》计十八卷，分为《素问》《灵枢》各九卷。《黄帝内经》集中反映了我国古代的医学成就，创立了中医学独特的理论体系，奠定了中医学发展的基础，被历代奉为"医家之宗"。

　　参：参验、比较、检验之意。

　　应：应和、应验之意。

二、春生夏长，秋收冬藏，气之常也，人亦应之。

——《灵枢·顺气一日分为四时》

春天阳气生发，夏天阳气隆盛，秋天阳气收敛，冬天阳气封藏，这是一年之中自然界阳气变化的一般规律，人体的阳气变化也与之相应。

中医学强调，养生应顺应自然，择时而为。饮食穿戴，起居作息，药食调补，乃至于情志调养，均应依据四时阴阳的变化而有所调整。《黄帝内经》有"四气调神"专论于此，读者自可查而阅之。

经典溯源

《灵枢·顺气一日分为四时》：顺，按照、依照之意。气，此指阳气。

"一日分为四时"，是说把一天的时间来比喻一年，按四季划分，即早晨像春天，中午像夏天，傍晚像秋天，夜半像冬天。该篇用四时气候的变化对人体的影响来说明疾病在一天之中正邪抗争的情况及其临床表现。同时解释疾病与四时是否相应的原因，并介绍与四时相配的针刺原则。

气：在古代医学文献中，有哲学之气、自然之气、人体之气等多种含义。此处"气"，盖指天地阳气与人体阳气。

春生夏长，秋收冬藏，气之常也，人亦应之。

三、春夏则阳气多而阴气少，秋冬则阴气盛而
阳气衰。

——《素问·厥论》

由春至夏，气候由温转热，阳热之气渐盛，而阴寒之气渐少；由秋至冬，气候由凉转寒，阴寒之气渐盛，而阳热之气渐衰。天人相应，人体亦然。养生保健亦当遵循这一原则。无论是衣着穿戴，还是饮食起居，都应顺应季节的阴阳盛衰、气候变化而适时调节。

经典溯源

《素问》：计九卷，八十一篇，与《灵枢》合为《黄帝内经》。因《黄帝内经》以问答体例论述，故"素问"之义，当为"平素问答之书"。"厥论"，专论昏厥与厥逆（肢冷）的病机与症状。

阳气：在天地多指温热气候，在人体多指具有温煦、推动、兴奋等作用的物质与功能。

阴气：在天地多指寒凉气候，在人体多指具有凉润、宁静、抑制等作用的物质与功能。

春夏则阳气多而阴气少，秋冬则阴气盛而阳气衰。

四、智者之养生也，必顺四时而适寒暑，和喜怒而安居处，节阴阳而调刚柔，如是则僻邪不至，长生久视。

——《灵枢·本神》

聪颖之人的养生方法，必须顺应四时以适合寒热变化，和调喜怒以安定起居动静，节制阴阳以调和刚柔屈伸。如此才可抵御外邪侵袭，自然可以延年益寿。

慎寒暑、和喜怒、节阴阳，是智慧养生的要点。联系今天，不慎寒暑者有之，"要风度不要温度"，多少纤纤小姐以损害健康为代价，追求"暴露"之美。不节喜怒者有之，基金股票的涨跌，商场情场的成败，功名利禄的得失，让多少人为之狂喜，为之恼怒。不调阴阳者更有之，寒热、升降、屈伸、内外、刚柔、男女等，无一不是阴阳之象，无一不含阴阳之理，顺之者利于养生，逆之者有害健康。

经典溯源

"本神"：本，即根本。神，此指本神穴名，该穴为头部气血的来源根本。《本神》主要研究七情内伤的病机与病症，并推论五脏虚实对情志变化的重要影响，以指导针刺治疗。

僻邪：外邪，外在致病因素的总称。

刚柔：阳以致刚，阴以致柔。刚柔，即阴阳。

长生久视：不易衰老之意。

智者之养生也，必须四时而适寒暑，和喜怒而安居处，节阴阳而调刚柔，如是则僻邪不至，长生久视。

五、提挈天地，把握阴阳，呼吸精气，独立守神，
  肌肉若一，故能寿敝天地。

——《素问·上古天真论》

善养生者，能通晓天地自然的变化，顺应阴阳消长的规律，注重调息，吐故纳新，以养精气，超然独立，精神内守，使形之与神，协调统一。唯有如此，方能健康长寿，尽享天年。

当今社会，养生趋热，然视养生仅为吃吃补药、练练身体者不在少数，而真能"提挈天地，把握阴阳，呼吸精气，独立守神"者少之又少。当前，"养生热"中，急功近利之风气颇为普遍。事实上，养生是一种健康理念，一种文化现象，甚至是一种生活方式。可见，养生需要有正确的理论指导，需要有一定的人文素养，需要有长久的修炼过程。

经典溯源

《上古天真论》：《素问》之第一篇。专论保持天性之真而无人为之杂的上古之人，能活百岁而动作不衰的具体原因，并论及人一生的生长发育过程，强调肾气、正气、真气对人体的重要作用，最后列举真人、至人、圣人、贤人等理想的人生意境。

提挈天地：把握自然规律。

呼吸精气：吐故纳新，以养精气。

肌肉：此泛指形体。

敝：作"适""相当"解。

六、善言天者，必验于人；善言人者，必本于天。

——《备急千金要方·大医习业》

谈论天地变化之道，必须验证于人，结合人体人事现实状况来研究；谈论人体生理病理，必须推究于天，结合天地自然发展规律来探索。

言天必验于人，言人必本于天，这种天人相应的认识，在中华传统养生理论中具有十分重要的指导作用。联系当今养生保健之人，多只从个人健康长寿出发，而常对天地阴阳、四时气候、生存环境等缺乏敬畏之心。殊不知，唯有"善言天者，必验于人；善言人者，必本于天"，才能使个体的养生保健更有境界，更能升华。

经典溯源

《备急千金要方》：唐代著名医家孙思邈著。该书为大型方药类医籍，然也载有丰富多彩的养性、养老的论述，内容涉及啬神、爱气、养形、导引、言论、饮食、房室、反俗、医药、紧急等十大方面。该书中有"大医习业"篇，专论行医者提高业务水平的所宜所忌，为习医者所必读。

验：验证、验合之意。

本：推究、推原之意。

善言天者，必验于人；善言人者，必本于天。

下篇 天人相应名句解读（一～九）

七、人是小乾坤，得阳则生，失阳则死。

——《类经附翼·大宝论》

人犹如小天地，得阳气则生生不息，失阳气则了无生气。

将人体比拟为小乾坤、小天地，是中国传统文化中强调天人一体观的典型体现。乾的作用，在于使万物发生；坤的作用，在于使万物成长。人作为小乾坤，生活在天地之间，时空之内，时时刻刻受到"大乾坤""大天地"的影响，故人犹如天地，得阳光照射而生生不息，无阳光温煦而奄奄无息。"得阳则生，失阳则死"，是强调人体阳气对于维持生命活动的重要作用，养生保健也不例外。平素过食生冷，夏令贪凉太过，冬季偏爱"暴露"，无一不在伤阳之列，切望思之慎之。

经典溯源

《类经附翼》：明代著名医家张介宾著。该书提出"阴阳者，一分为二"的著名论点，并深入阐发"阴阳互根""阴阳相济"的原理，其对养生保健同样具有重要的指导意义。

乾坤：原是《周易》中的两个卦名。乾之象为天，坤之象为地，乾为阳，坤为阴，故乾坤常为天地、阴阳的代称。

八、一体之盈虚消息,皆通于天地,应于万类,
　　和之于始,和之于终。

——《养性延命录·教戒篇》

　　人体气血阴阳、脏腑经络等的虚实消长,均与天地相通,与万物相应。这种相通相应,贯穿于生命始终。

　　人体形神的充盛与虚弱、生长与衰亡,都是与天地自然、万事万物相通相应的。诚如《黄帝内经》所言"天食人以五气,地食人以五味"(食,古通"饲"。意为天以空气养人,地以食物养人)。人生活于天地之中,与自然万物同源同律,养生保健理应尊重自然规律。

经典溯源

　　《养性延命录》:南朝医家陶弘景编撰的养生学专著。该书集前人养生之心得要旨,删繁求简,去芜存精,立教戒、食戒、杂戒、服气、导引及御女诸篇,对后世的养生学发展具有深远学术影响。

――――――――――――――――――――――――

　　一体:即整个人体。

　　消息:消亡和增长之意。

下篇　天人相应名句解读(一～九)

一体之盈虚消息,皆通于天地,应于万类,和之于始,和之于终。

九、人生如天地，和煦则春，惨郁则秋。

——《医述·医学溯源》

人生活在时空之间，生命活动与天地变化相似。情志和煦则如春令之万物向荣，心情惨郁则如秋日之草木凋零。

"人生如天地"，情志和泰，达观开朗，易使气机条达，气血流畅，生理机能得以充分激发，其犹如得春天的阳光温煦而万物生机勃发。心情忧郁，多愁惨淡，易致气血塞阻，生命机能因此而压抑不伸，其犹如得秋令的肃杀之气而万物趋于消亡。这一比喻形象而生动地告诉我们，人的情志状态对于生命机能的影响，犹如不同季节对于万物生杀变化的作用一样重要。但愿读者诸君诚如春光明媚、春意盎然般地保持愉悦心情！

经典溯源

《医述》：清代医家程文囿编撰。作者将平素摘录医书的札记分类汇编而成此书。书中引录资料较多，条理清晰，其间也不乏养生内容，是一部切于实用而又颇具文献价值的古医籍。

和煦则春：心情和泰、喜悦则机体如春天般生机勃发。

惨郁则秋：心情悲伤、郁闷则机体如秋天般生机肃杀。

未病先防名句解读

（一〇～一九）

一〇、圣人不治已病治未病，不治已乱治未乱。

——《素问·四气调神大论》

智慧高超、医术高明的人，不能只精通于诊治疾病，更需要通晓防病于未然的理论和实践。同样的道理，治理国家，不能只注重于平定动乱，更需要重视防乱于未然的政略和措施。

《素问·四气调神大论》还将已病而治、已乱而治比喻为"渴而穿井，斗而铸锥，不亦晚乎"！眼下"治未病"的思想受到前所未有的重视。然而民众对于"治未病"的理解，往往比较单一。从中医学理论分析，"治未病"，至少包括未病先防、既病防变及病后防复三个既有区别又有联系的层面。

经典溯源

四气调神大论：四气，此指春温、夏热、秋凉、冬寒四时气候。调神，调摄精神情志。清代医家高士宗《素问直解》说："四气调神者，随春夏秋冬四时之气，调肝心脾肺肾五脏之神志也。"该论着重告诫人们要顺应四时气候特点，以利调摄精神情志。

圣人：指品德高尚、智慧高超的人。

治：治疗、治理。

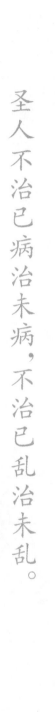

圣人不治已病治未病，不治已乱治未乱。

一百天学中医 经典里的养生名句

一一、正气存内，邪不可干。

——《素问·刺法论》

人体正气充盈，护外功能正常，致病邪气就不易侵害人体，疾病亦无从发生。

"正气存内，邪不可干"，明确提示人体正气强弱是疾病发生的内在根据，邪气入侵是疾病发生的外在条件。只有在正气相对不足，抗邪能力相对低下时，邪气才能乘虚而入，导致疾病发生。这一认识的重要指导意义在于，积极预防外邪入侵对于养生保健固然重要，而设法固护正气则更为重要，更为关键。从发病学角度看，所谓正气，有似于今日所言免疫能力、康复功能。而劳力、劳神、房劳过度等都会耗伤正气，损害机体免疫功能及康复能力，当谨慎从之。

经典溯源

刺法论：《素问·刺法论》是《素问遗篇》之一。该篇被认为是《黄帝内经》中为数不多的把五运六气理论与针灸治法相结合的篇章。至于其是否如通常所说的"显系后人伪托之作"，则难以定论。

正气：指人体的机能活动及其抗病、康复能力。

邪：即邪气，泛指一切致病因素。

正气存内，邪不可干。

一二、虚邪贼风，避之有时。恬淡虚无，真气从
之。精神内守，病安从来。

——《素问·上古天真论》

对于四时不正之气，能够适时避之。情志清静安闲，无多欲望，真气深藏而不妄泄。精神守内而不耗散，若能如此，疾病何以而来！

养生之道，外需避免邪气入侵、劳逸失度，内需节制名利之欲、酒色之念。自古至今，其理一也。

经典溯源

《上古天真论》：出自《黄帝内经·素问》第一篇，是对《内经》创作来源及其特点的补充说明，强调医之始，自远古，是寓黄帝与岐伯谈论如何达到健康长寿的首篇重要文献。论中有云："上古之人，其知道者，法于阴阳，和于术数，食饮有节，起居有常，不妄作劳，故能形与神俱，而尽终其天年，度百岁乃去。今时之人不然也，以酒为浆，以妄为常，醉以入房，以欲竭其精，以耗散其真，不知持满，不时御神，务快其心，逆于生乐，起居无节，故半百而衰也。"

虚邪贼风：因虚受邪，谓之虚邪；不正之风，谓之贼风。虚邪贼风，此泛指外在的致病邪气。

恬淡虚无：清静安闲，无多欲望。

精神内守：精无妄伤，神无妄动。

真气：即元气，人体最本原之气，是人体生命活动的原动力。

虚邪贼风，避之有时。恬淡虚无，真气从之。精神内守，病安从来。

一三、上医医未病之病，中医医欲病之病，下医
　　　医已病之病。

——《备急千金要方·诊候》

高明的医生，不仅懂得诊治疾病，还能通晓预病养生的理论与实践；普通的医生，既能诊治已发疾病，又能治病于欲发之初；平庸的医生，只懂得有病治病，不懂得未病防病。

未病——欲病——已病，有似于今日所言健康——亚健康——疾病。高明的医生，对由未病至已病的全过程均应有切实的了解，做到未病防病，欲病早治，已病治病，诚如被后世奉为"药王"的唐代医家孙思邈在《备急千金要方》中告诫医生要做到："消未起之患，治未病之疾，医之于无事之前，不追于既逝之后。"就目前的医疗现状而言，无论是人员的配备，还是经费的投入，均偏重于临床医学（主要针对已病），而对预防医学（主要针对未病）、康复医学（主要针对病后）尚未予充分重视，这是需要我们深入思考的。

经典溯源

"诊候"：为唐代医药学家孙思邈所著《备急千金要方》中专论病机证候的重要文献。篇中云"夫欲理病，先察其源，候其病机。五脏未虚，六腑未竭，血脉未乱，精神未散，服药必活。若病已成，可得半愈。病势已过，命将难全""古之善为医者，上医医国，中医医人，下医医病"。

上医：此指高明的医生。

中医：此指普通的医生。

下医：此指平庸的医生。

与其救疗于有疾之后，不若摄养于无疾之先。

一四、与其救疗于有疾之后，不若摄养于无疾之先。

——《丹溪心法·不治已病治未病》

与其在有病之后急于治疗，倒不如在未病之前即予保养。

《汉书·霍光传》有云："曲突徙薪亡恩泽，焦头烂额为上客"（后人改为"曲突徙薪无功劳，焦头烂额桌上宾"）。是说一旦发生火灾后，当初建议弯曲烟囱、迁徙柴草以防止火灾的人似无功劳，而因前来救火而被烧得焦头烂额的人，必定成为特需酬谢的重要宾客。兹以此来形容有病方知治疗、无病不知保养的结局，是很贴切、生动的。

经典溯源

《丹溪心法》：元代著名医家朱震亨著。朱震亨，字彦修，元代著名医学家，婺州义乌人，因其故居有著名小溪名"丹溪"，学者遂尊之为"丹溪翁"或"丹溪先生"。该书力倡"阳常有余，阴常不足"之说，创阴虚相火病机学说，被后世称为"滋阴派"的创始人，与刘完素、张从正、李东垣并列为"金元四大家"。朱氏提出的"阳有余，阴不足"命题，认为整个自然界存在着阳多阴少的状态，根据天人相应的观点，推论人身也是如此，故强调保护阴津为养生之本。

摄养：调摄保养之意。

一五、安乐之道在于保养，保养之道在于守中，
　　　守中则无过与不及之病。

　　　　　　　　　　　——《饮膳正要·养生避忌》

　　身心安康愉悦的要义，在于"保养"；身心保养的关键，在于"守中"。所谓守中，在于饮食、起居、劳逸、情志、房事等均能做到无太过、无不及，即所谓不偏不倚，适度守常。

　　中医养生强调"守中"，实际上是传统儒家"中庸"思想的具体体现。事实上，无论是饮食起居，还是精神情志，从养生角度看，太过或不及均有害健康，有损天年。

经典溯源

　　《饮膳正要》：元代蒙古族医学家忽思慧撰写。该书是中国第一部有关食疗食养的专著。该书共分三卷：卷一论述养生避忌、妊娠食忌、乳母食忌、饮酒避忌和聚珍异馔等；卷二介绍原料、饮料和食疗，包括诸般汤煎、神仙服饵、四时所宜、五味偏走、食疗诸病、食物利害、食物相反、食物中毒等内容；卷三列举粮食、蔬菜、各种肉类和水果等的性味功效。

安乐之道在于保养，保养之道在于守中，守中则无过与不及之病。

守中：中，不偏不倚。守中，保持适度。

一六、良医治无病之病，故人常在生也；圣人治
无患之患，故天下常太平也。

——《钱公良测语·治本》

　　高明的医生，总是在疾病发生之前，就教给人们预防的知识，所以人们经常能健康地生活；英明的君主，总是把祸患消除在发生以前，所以天下能经常太平安定。

　　治无病之病，治无患之患，其与《黄帝内经》"治未病不治已病，治未乱不治已乱"有异曲同工之妙。病已成而治之，乱已成而平之，无异于渴而穿井。当然，病已成也得治之，乱已成也得平之，又可谓亡羊补牢。

经典溯源

　　《钱公良测语》：明代钱琦集著。该书载有钱子语测，四箴杂言，慎言集训，玉笑零音，其间不乏养生箴言。

治无病之病：防范于未病之先。

治无患之患：治理于未乱之时。

一七、精、气、神，养生家谓之三宝。

——《理虚元鉴·心肾论》

精为身之本，气为形之充，神为人之主。精能生神化气，气能固精养神，神能驭精调气。精充、气足、神旺，且三者相互协调，是人健康长寿的根本。故历代养生家谓之人身"三宝"。因此，养生必须注重固精、养气、调神之道。

中医养生理论认为，固精、养气、调神之法各有其所宜所忌。提高生育质量，性事切忌频繁，服食补肾药饵等，均属固精之列。平素避免过劳，注意饮食营养，适当辨证施补等，均属养气之列。修德、畅志、节欲、静心等，均属调神之列。

经典溯源

《理虚元鉴》：清代医家汪绮石所著，是一部中医虚劳证治专著。该书理法方药俱备，文字简要而重点突出，对虚劳的病机阐发、论治大法和预防措施都自成体系，对中医虚损学说的形成产生了深远影响。

精：禀受于父母的生命物质与后天水谷精微相融合而成的精华物质。

气：构成人体和维持人体生命运动的活动性很强的精微物质。

神：人的精神、意识、思维等活动。也指人生命活动的外部表现。

精、气、神，养生家谓之三宝。

一八、慈、俭、和、静四字可以延年。

——《养生三要·卫生精义》

能做到慈、俭、和、静四个字，极有利于延年益寿。

上述四点，与服药、导引等比起来，对于养生延年更为重要。服药，物性容易偏颇，且药性燥滞的情况时有可见；练习导引、吐纳之功，又容易半途而废。故必须以上述"慈"（心里仁慈宽容）、"俭"（生活不尚奢侈）、"和"（情志开怀和泰）、"静"（形神不妄劳作）为根本，不可舍本逐末。在今天看来，这四个字更应成为养生延年，乃至修身养性的要诀。

经典溯源

《养生三要》：清代医家袁开昌编撰。该书辑录《庄子》《抱朴子》《黄帝内经》《千金方》《本草纲目》等二十余种书籍及众多医学名家有关养生的论述，可谓集清以前养生之大成。

慈：仁慈、宽容。

俭：生活俭朴、不尚奢侈。

和：平和、和谐。

静：一指形体不能过劳，一指心灵不能躁动。

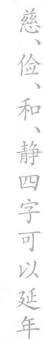

慈、俭、和、静四字可以延年。

一九、凡人少有不适，必当即时调治，断不可忽
　　　为小病，以致渐深，更不可勉强支持，使
　　　病更增，以贻无穷之害。

——《冷庐医话·慎疾》

当人稍有不舒时，就应该及时调养治疗，万不可因其小病或初病而有所忽视，以致使其病逐步加深、加重，更不可以带病勉强支撑，使病情更趋深入，以致遗留无穷之害而后悔莫及。

无病防病，有病早治，病后防复，是正视疾病养生保健所必须持有的观念和态度。无数事实证明，人食五谷杂粮，且外有时邪之侵，内有七情之扰，孰能无病？有病不可怕，平时不注意保养，有病不及早诊疗，才是最可怕的。

经典溯源

《冷庐医话》：清代医家陆以湉所撰。该书内容论及医德、保生、诊法、用药等项，以及历代名医验案等，古今医家足资取法。

贻：遗留。

深，更不可勉强支持，使病更增，以贻无穷之害。凡人少有不适，必当即时调治，断不可忽为小病，以致渐

一百天学中医

经典里的养生名句

情志摄养名句解读

(二〇~四〇)

是以圣人为无为之事，乐恬憺之能，从欲快志于虚无之守，故寿命无穷，与天地终，此圣人之治身也。

二〇、是以圣人为无为之事，乐恬憺之能，从欲快志于虚无之守，故寿命无穷，与天地终，此圣人之治身也。

——《素问·阴阳应象大论》

明白事理、通晓养生的人，做事要顺乎自然而不能强为，以情志清静淡泊为最大的快乐，在宁静少欲的环境之中，寻求最大的幸福。如能如此，就能活到上苍赋予你的自然寿命，这才是通明之士的养生之道。

"无为"是老庄之学的核心之一。然而，历来人们对此则见仁见智，多存歧义，其中不乏误解、曲解，如有将其理解为无所作为、无所事事。这种理解，割裂了"无为"和"无不为"的联系，显然有悖老庄原意。老庄所言之"无为"，虽有绝圣弃智、柔弱处下之义，但其中也蕴含着道法自然、顺应势态、以柔克刚的含义。天人相应、俭啬寡欲、致虚守静等老庄之论对中医养生具有重要影响，所引上述《素问》原文便是一个例证。

经典溯源

阴阳应象大论：阴阳，是我国古代哲学的一对范畴，主要代表相反相成的两种属性。象，指形象、征象。阴阳应象，正如马莳《素问注证发微》所云："此篇以天地之阴阳，万物之阴阳，合于人身之阴阳，其象相应。"

圣人：古指最明白事理的人。

恬憺：同"恬淡"，清静淡泊。

虚无：道家用以指"道"的本体，谓道体虚无，故能包容万物，有而若无，实而若虚。此指清静无欲。

二一、是以志闲而少欲，心安而不惧，形劳而不倦，气从以顺，各从其欲，皆得所愿。

——《素问·上古天真论》

懂得养生之道的人，心理上能够怡情逸志而没有过分的贪求；心神安定，处事不惊、临事不惧；形体作劳，量力而行，不可强为，不使过劳；气机顺畅，随安而乐，所食所穿，随俗而安，如此而皆得所愿。

节欲以安神，心安以气顺，淡泊名利，知足常乐。若能做到志闲少欲，心安不惧，形劳不倦，随所而安，则病安从来？尽受天年，亦即是自然之事了。

经典溯源

《素问·上古天真论》原文摘录："是以志闲而少欲，心安而不惧，形劳而不倦，气从以顺，各从其欲，皆得所愿。故美其食，任其服，乐其俗，高下不相慕，其民故曰朴。是以嗜欲不能劳其目，淫邪不能惑其心，愚智贤不肖不惧于物，故合于道，所以能年皆度百岁而动作不衰者，以其德全不危也。"

志闲：怡情逸志。

从：顺从。也有释为"从容"。

是以志闲而少欲，心安而不惧，形劳而不倦，气从以顺，各从其欲，皆得所愿。

二二、喜乐者，神惮散而不藏；愁忧者，气闭塞而不行；盛怒者，迷惑而不治；恐惧者，神荡惮而不收。

——《灵枢·本神》

喜乐过度，就会致喜极气散而精神不能收藏；愁忧过度，就会使气机闭塞而不能流畅；郁怒过度，就会使人神色迷惑而失去常态；恐惧过度，就会由于精神动荡而精气不能收敛。

喜怒哀乐，虽为人之常情，是机体对外界刺激的情志反应。但若这种反应过于激烈，过于长久，多可伤及脏腑，阻碍气血，令人致病。有时这种情绪剧烈波动，虽然是短时间的、一过性的，但其对身心的伤害却需要长时间治疗与调养。恭请各位读者切切慎之。

经典溯源

《灵枢·本神》原文摘录："是故怵惕思虑者则伤神，神伤则恐惧流淫而不止。因悲哀动中者，竭绝而失生。喜乐者，神惮散而不藏。愁忧者，气闭塞而不行。盛怒者，迷惑而不治。恐惧者，神荡惮而不收。"

惮散："惮"通"啴"，喜也。散，不知检束。惮散，指过于喜乐。

荡惮而不收：动荡恐惧而不能自制。

二三、君子有三戒：少之时，血气未定，戒之在
　　　色；及其壮也，血气方刚，戒之在斗；及其
　　　老也，血气既衰，戒之在得。

——《论语·季氏篇》

　　君子应有三戒：年青之时，血气未定，须时刻戒备不可近欲；年长之时，血气方刚，须时刻戒备不可争强好斗；年老之时，血气已衰，须时刻戒备不可过于贪得。

　　人生历程之中，不同的生理阶段，有着不同的个性特点和喜好选择，若能深切领悟《论语》"三戒"之理，遇事拿得起放得下，定可避免诸多烦恼，如此而有助于心神安宁、形神康健。

经典溯源

　　《论语》：是记录孔子及其弟子言行的一部书，是儒家最重要的一部经典著作，大约成书于战国初期，书中也有关于养生之道的论述。

　　君子：泛指才德出众的人。

　　色：色情之欲。另有释为表情神色。

　　斗：此指争强好斗。

　　得：此指贪得占有。

君子有三戒：少之时，血气未定，戒之在色；及其壮也，血气方刚，戒之在斗；及其老也，血气既衰，戒之在得。

二四、贵、富、显、严、名、利六者，勃志也；容、动、色、理、气、意六者，谬心也；恶、欲、喜、怒、哀、乐六者，累德也；去、就、取、与、知、能六者，塞道也。此四六者不荡胸中则正，正则静，静则明，明则虚，虚则无为而无不为也。

——《庄子·庚桑楚篇》

尊贵、富有、显赫、尊严、功名、利禄，此六者均会缠扰心志；容貌、举动、色相、情理、气度、意志，此六者均会扰乱心神；憎恶、爱欲、欢喜、愤怒、悲哀、快乐，此六者均会累及德性；舍弃、趋从、贪取、给予、知虑、本领，此六者均会堵塞本性。上述四类六项，若不在胸中激荡，就能心神平正，心神平正则能心静神宁，心静神宁就能处世明达，处世明达就能恬淡虚无，恬淡虚无就能无为而无所不为。

上述可见，《庄子》之"无为"之论，并非指无所作为，而是指不可强为，不可妄为，其所强调的"无为"，实际上是告诫人们无违自然、自然而然、见素抱朴、恬淡少欲。唯有如此，才能无为而无所不为。从养生层面而言，也只有如此，才能知足常乐，心静神凝，气血和调，脏腑安泰。

勃志：扰动心志。

谬心：扰乱心神。

累德：累及德性。

塞道：道，此指人之本性。塞道，阻碍本性。

贵、富、显、严、名、利六者，勃志也；容动色理气意六者，谬心也；恶欲喜怒哀乐六者，累德也；去就取与知能六者，塞道也。

庚桑楚篇：庚桑楚,为楚国人名,春秋时期哲学家、教育家。在史籍《庄子·杂篇·庚桑楚》中记载:老聃有个弟子叫庚桑楚,独得老聃真传。"庚桑楚"是首句里的一个人名,此以人名为篇名。全篇涉及许多内容,但多数段落着重讨论养生。

札 记

此四六者不当胸中则正,正则静,静则明,明则虚,虚则无为而无不为也。

二五、失性有五：一曰五色乱目，使目不明；二曰五声乱耳，使耳不聪；三曰五臭熏鼻，困惾中颡；四曰五味浊口，使口厉爽；五曰趣舍滑心，使性飞扬。此五者，皆生之害也。

——《庄子·天地篇》

失去人之本性，可列为五种情形：一是五色扰乱视觉，使得双目不能精明视物；二是五声扰乱听觉，使得耳朵不能灵敏闻音；三是五嗅扰乱薰扰嗅觉，使其刺激鼻腔直通额头；四是五味败坏味觉，使得口舌受到伤害；五是取舍迷乱心神，使得心情轻浮躁动。上述五种情况，均为残害生命的祸根。

原文所言五色、五声、五臭、五味，具体所指各有不同，如青、赤、黄、白、黑，合称五色；宫、商、角、徵、羽，合称五声；膻、薰、香、腥、腐，合称五臭；甘、苦、辛、酸、咸，合称五味。其所以以"五"为数，显与五行理论有关，具体分析时，可将其"五"视作虚数。原文无非强调，对颜色、声乐、气味以及取舍得失等的处置，均应适可而止。

五臭："臭"通"嗅"。五臭，指膻、薰、香、腥、腐五种气味。

惾：深耕入地。一说为疾速前进。

颡：额头。

厉爽：即伤害。

趣舍：趣，通"取"。趣舍，即取舍。

失性有五：一曰五色乱目，使目不明；二曰五声乱耳，使耳不聪；三曰五臭熏鼻，困惾中颡；

经典溯源

天地篇：位于《庄子·外篇》，以开篇"天地虽大，其化均也；万物虽多，其治一也；人卒虽众，其主君也"之首"天地"二字命篇名。全篇由十四个部分组成，大抵以无为自然为宗旨，代表了庄子技术哲学的思想。

❧ 札 记 ❧

五者，皆生之害也。

四曰五味浊口，使口厉爽；五曰趣舍滑心，使性飞扬。此

情志摄养名句解读（二一○～四○）

二六、凡人之生也，必以其欢。忧则失纪，怒则失端。忧悲喜怒，道乃无处。爱欲静之，遇乱正之，勿引勿推，福将自归，彼道自来。

——《管子·内业》

人的生命，一定要保持情志欢畅。忧愁与恼怒，就会失去生命活动的正常秩序。情志过于悲忧喜怒，"道"就无地可容。有了淫欲的杂念，就应当平息它，有了愚乱的思想，就应当改正它，不能人为地引来推去，幸福即能自然降临，"道"也就自然到来。

情志欢畅，节制忧悲喜怒，不仅有利于身心健康，而且"道"可自来。所谓"道"，原指宇宙的本体与规律。"彼道自来"，盖指欢畅之人，远则更易把握自然规律，近则更易提契人世事宜。

经典溯源

《管子》：是托名管仲所著的一部综合性的学术著作，大致成书于战国中期直至秦汉，非一人一时之笔，也非一家一派之言。该书内容比较庞杂，涉及政治、经济、法律、军事、哲学、伦理、养生等各个方面。

纪：纲纪，引申为秩序。

遇乱：遇，通"愚"。遇乱，即邪乱。

凡人之生也，必以其欢。忧则失纪，怒则失端。忧悲喜怒，道乃无处。爱欲静之，遇乱正之，勿引勿推，福将自归，彼道自来。

二七、夫精神志意者，静而日充者壮，躁而日耗
者老。

——《淮南子·精神训》

善养生者，养性为上，养性即保养精神。养神当以
清静为法，少思寡欲，旷然无忧患，寂然无思虑，如是则
精神内守，身体日益健壮，方能颐养天年。若不知静养，
思虑过度，嗜欲无节，忧患无穷，则精神日耗，正气日损，
机体日益衰老，百病由此而生。

当今世人，身处社会转型期，为名而躁、为利而躁之
象普遍存在。加之基金股票、期货债券的指数涨落，伪
劣仿冒、恶性炒作的频频出现，贪污腐败、唯利是图的泛
滥成灾。凡此令人浮躁亢奋、急功近利等状况，都有害
于养生延年，读者诸君切切慎之避之。

经典溯源

《淮南子》：是西汉时期创作的一部论文集，由西汉
皇族淮南王刘安主持撰写，故而得名。该书在继承先秦
道家思想的基础上，综合了诸子百家学说中的精华部
分，其中也不乏养生内容。

壮：指身体健壮。

老：此指身体虚衰。

夫精神志意者，静而日充者壮，躁而日耗者老。

二八、养生有五难：名利不去，为一难；喜怒不除，为二难；声色不去，为三难；滋味不绝，为四难；神虑精散，为五难。

——《嵇中散集·答难养生论》

养生有五大难关：贪图虚名私利，是一难；素多暴喜过怒，是二难；沉迷淫声美色，是三难；嗜食美味佳肴，是四难；劳神竭虑耗精，是五难。这是嵇康所论养生必须克服的五大难关。

嵇康所论养生"五难"，谆谆告诫人们，要身心康健，延年益寿，就必须不图名利，安泰情志，平衡膳食，凝神息虑，在平平淡淡中细品生活的甘泉，做到"行也安然，坐也安然，名也不贪，利也不贪，粗茶淡饭，最是坦然"。

经典溯源

《嵇中散集》：三国魏文学家、思想家嵇康著。嵇康，作为"竹林七贤"之一，崇尚老庄学说，主张回归自然，信奉养生之道。

声色：特指淫声与美色。

滋味：美味佳肴。神虑：精神思虑。

精散：指精耗神损。

二九、养老之要，耳无妄听，口无妄言，身无妄
　　动，心无妄念，此皆有益老人也。

——《千金翼方·养性》

　　老年人养生要旨：耳不要专听不该听的话，口不要专说不该说的话，肢体不要妄然而动，心中不留杂念妄想，能做到这些，对老年人延年益寿十分有益。

　　年迈之人，体力精力日衰，往日好景不在，不免有某种失落感、自卑感，甚至出现一定的妒忌情绪，故老人更需要耳无妄听，口无妄言，身无妄动，心无妄念。关键是不"妄"，才能精藏、气爽、神静，有利于健康长寿。

经典溯源

　　《千金翼方》：唐代医学家孙思邈撰，作者集晚年近三十年之经验，以补早期巨著《千金要方》之不足，故名翼方。养性之篇，见于《千金翼方》卷第十二。所摘原文见该卷"养老大例第三"。

　　妄：胡乱。

养老之要，耳无妄听，口无妄言，身无妄动，心无妄念，此皆有益老人也。

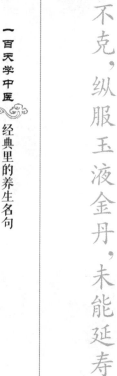
三〇、德行不克，纵服玉液金丹，未能延寿。

——《备急千金要方·养性序》

如果一个人的德行不好，就是服再多的补益汤方、名贵药丹，也无助于延年益寿。古人以此告诫后人，不是单凭服药就能达到长寿目的的。

修德可以怡神延年。凡爱心永存，仁德常驻，乐善好施之人，必多心情愉悦，豁达开朗，气血易于和畅，脏腑易于和调，"仁者寿"在所必然。

经典溯源

养性序：见于《备急千金要方》第二十七卷，序中力倡养生首重养性，篇首即云："夫养性者，欲所习以成性，性自为善，不习无不利也。性既自善，内外百病自然不生，祸乱灾害亦无由作，此养性之大经也……德行不克，纵服玉液金丹，未能延寿。"

克：胜任。

玉液：原指美酒，此泛指补益汤药。

金丹：原指古代为追求长生炼丹服食，此泛指珍贵药材。

三一、心安则物之感我者轻，心和则我之应物
　　者顺。外轻内顺，而生理备矣。

——《苏沈良方·养生论》

　　人们在精神情绪安和的情况下，能提高对外界刺激
的适应能力，外界对机体的不良影响就可以减轻，人的
内心对外界刺激的反应也会顺畅。外轻内顺，从而保持
气血和平，脏腑协调，这才是符合生命常理的处世之道。

　　沈括论养生之道，重在"和""安"二字。"和"，即是
和缓静处，与自然合而为一。"安"，即是安之若素，泰然
处之，不因情所牵，不因物所累。

　　心主血而藏神，为一身之大主，《黄帝内经》因此喻
其为"君主之官"。若平素多郁多思，多疑多虑，即便勤
于锻炼，注重调补，亦何益之有？

经典溯源

　　《苏沈良方》：是采集北宋时期著名科学家沈括的
医方医论和大文豪苏轼的医药杂说而成的。其中沈括
有关药物的论述、疾病的施治及养生的理论，占据了该
书的大部。该书第六卷即为养生专论。

　　生理：生命之常理。

心安则物之感我者轻，心和则我之应物者顺。外轻内顺，而生理备矣。

三二、常默元气不伤，少思慧烛内光，不怒百神安畅，不恼心地清凉，乐不可极，欲不可纵。

——《饮膳正要·养生避忌》

经常保持幽静，人体元气不致受到伤害；避免思虑过度，才会智慧之光所照广远；遇事慎怒，精神情志得以安和畅达；处世少恼，心地自然清净和泰。喜乐不可太过，欲望不可放纵。

经常保持幽静而不亢奋、不躁狂，既有利于避免元气损伤，又有利于激发聪颖智慧，诚如《周易》有言："寂然不动，感而遂通"。遇事慎怒，处世勿恼，乐不可极，欲不可纵，有利于精神安泰，情志调和，心地宁静，均为养生健体之必须。注重养生之人，修身养性，陶冶情操，是必不可少的。

经典溯源

《饮膳正要》，是著名蒙古族医学家忽思慧在担任元代宫廷饮膳太医期间所著。该书第一卷的《养生避忌》一章，主要论述人的保养身心所应禁忌的事项，其中有引证前人之论的，也有作者个人独到之见的，具有较高学术价值和现实意义。

默：幽静，恭默思道。

慧烛：原为佛教语，犹慧炬，此指智慧聪颖。

内光：自内而外所照广远。

常默元气不伤，少思慧烛内光，不怒百神安畅，不恼心地清凉，乐不可极，欲不可纵。

三三、心神宜恬静而毋躁扰，饮食宜适中而无过伤，风寒暑湿之谨避，行立坐卧之有常，何劳怯之有哉。

——《医学正传·劳极》

人们在生活中，心情应该恬淡、宁静，不能躁扰不宁；饮食应该节制、适中，不能暴饮暴食；风寒暑湿等外邪，应该时时注意避免；行立坐卧等动静，应该持有规律。这样就不会因内伤七情、不慎饮食、遭受邪侵而损伤机体，也就不会有劳怯虚损病证的发生。

本段原文涉及调情志、节饮食、避外邪、慎起居等在养生保健中的作用。其将调情志列于首位，足见养生以养神为第一要务。

经典溯源

《医学正传》：明代医家虞抟著，是一部中医综合性著作，其中有不少论及养生的内容，对于妇人养生、经络养生等论述颇详。

劳怯：劳，身体虚损。怯，身体虚弱。劳怯，泛指身体虚衰。

心神宜恬静而毋躁扰，饮食宜适中而无过伤，风寒暑湿之谨避，行立坐卧之有常，何劳怯之有哉。

三四、仁者寿，生理完也；默者寿，元气定也；拙者寿，元神固也。反此皆天道也。其不然，非常理耳。

——《呻吟语·养生》

仁爱令人长寿，因为他们的养生之理完备；沉默令人长寿，因为他们的元气安定；拙笨令人长寿，因为他们的元神固守。与此相反则多为夭折之道。如果不是这样，就不是常理了。

吕坤的养生之道非常重视品性的因素，如清心寡欲，仁爱沉默等，在他看来，修心养性就是一种养生的最佳途径。

经典溯源

《呻吟语》：明代晚期著名学者吕坤所著的语录体、箴言体的小品文集。该书原序中称："呻吟，病声也。呻吟语，病时疾痛语也。"故以"呻吟语"命名。全书共分六卷，前三卷为内篇，后三卷为外篇，一共有数百则含意深刻、富有哲理的语录笔记。书中内篇有性命、存心、修身、养生诸论。

生理：养生之理。

完：完备。

仁者寿，生理完也；默者寿，元气定也；拙者寿，元神固也。反此皆天道也。其不然，非常理耳。

三五、食补不如精补，精补不如神补。

——《医学心悟·医门八法》

对于养生，平素的饮食调补固然重要。然而，不可过于劳作，不可过多房室，以防肾中精气过多妄泄，其比食养食疗更为重要。再者，保持心情豁达，遇事超脱，恬淡宁静，神宁气聚，其比食养食疗、保养肾精更为重要。

食补、精补、神补三者，对于注重养生的人，都是需要重视的环节。精气施泄，神思运用，是生命活动的表现。泄精与劳神，通常之人往往难以自制，而食补之功毕竟有限，若入不敷出，长此以往，必然伤伐正气，导致身心虚损。因此，药食补养虽然重要，尚不及平时生活起居之中，力求做到保精养神更好。

经典溯源

《医学心悟》：为清代医家程国彭著。该书总结了辨证施治的八纲八法，因证立方，条分缕析，多为临床心得之语，其间亦不乏养生之论。

精补：肾精补养。

神补：摄神调养。

食补不如精补，精补不如神补。

三六、琴医心，花医肝，香医脾，石医肾，泉医
肺，剑医胆。

——《幽梦续影·养生之秘》

心藏神，美妙动人的琴声，使人精神愉悦以养心；肝藏魂，娇嫩艳丽的鲜花，使人心情开朗以养肝；脾藏意，扑鼻而来的芳香，使人开胃增食以养脾；肾藏志，千奇百怪的玉石，使人情趣高雅以养肾；肺藏魄，涓流清澈的泉水，使人忘却悲忧以养肺；胆主决断，动静相宜的剑舞，使人勇敢果断以养胆。

高雅娱乐，有助养生。而沉溺于庸俗娱乐，则不仅可玩物丧志，也会有害身心健康，诚如《吕氏春秋·本性》所说："靡曼皓齿，郑卫之音，务以乐之，名曰伐性之斧。"是说贪图美色和淫靡之音，追求自己的享乐，可以视之为砍伐本性的斧头。

经典溯源

《幽梦续影》：清末文人朱锡绶所著。是书成于光绪年间，约五千字，内容多载其阅世观物小语，从中可窥见作者为人处世态度，其中不乏哲理名言。书中有养生之秘专论，其娱乐养生之内容最为精彩。

医：此为调畅之义。

三七、绝欲以养精，内观以养神，毋劳怒以耗
　　　气，则真阴之水自充，五内之火自息。

——《医述·医学溯源》

　　节制欲望，断绝贪念，即可保养肾精；排除杂念，净化
身心，即可御守心神；身体勿操劳过度，情志勿郁怒暴怒，
即可保养元气。若此，则肾中阴精自充，五脏虚火不起。

　　精、气、神为人身之三宝。养生之要旨，即为保精、养
气、御神。而保全精、气、神的养生方法很多，古代禅修、
导引之法中的"内观"即是其中之一。"内观"，是审察自身
来净化身心的一个过程，有两种层次的修炼：一为观形之
内观，二为观神之内观。真阴之水，即肾阴，其对全身脏腑
经络具有滋润、濡养、宁静、抑制及制约火热等的作用，故通
过控制欲望、断绝贪念、内观养神、节制劳怒，而使肾阴自
充，则五脏因阴精虚损等所引起的内热内火自可平息。

经典溯源

　　《医学溯源》：系清代医家程文囿所辑《医述》之第
一、二卷。卷中选择性辑取《内经》及历代医学文献、史
书等资料，从探究源流角度对医史人物、古典医籍、阴阳
生克、脏腑经络、四诊八纲等方面作整理。内容简明，条
理清晰，注明出处，便于参考。所引原文见该书卷一首
篇"养生"。

　　真阴之水：即真阴、真水，指肾阴。

　　五内之火：五内，即心、肺、脾、肝、肾五脏。五内之
火，即五脏因阴精虚损等所引起的内热内火。

绝欲以养精，内观以养神，毋劳怒以耗气，则真阴之水自充，五内之火自息。

未来之事莫虑，既去之事莫念，见在之事据理应之，而不为利害惕心、得失撄念。

三八、未来之事莫虑，既去之事莫念，见在之事据理应之，而不为利害惕心，得失撄念。

——《医述·医学溯源》

未来之事，切莫多虑，既往之事，切莫多念，目前之事，顺理而为，勿为利害冲突而心中不安，不为财物得失而过于牵挂。若能如此，诚为养生之道。诚如古云：天下本无事，我心本清净，庸人自扰之。

思前想后，乃人之常情，但思虑过度，则反为其害。事实上，对未来之事、既往之事，思之太过，念之太深，也多于事无补，从养生保健出发，不若少思之、少念之。而对眼前之事，亦当顺其自然而不可强勉。唯有如此，无论是追忆过去、向往未来，还是面对现实，均可乐观对待。也唯有如此，才能在现实生活中获取心灵快乐，适应日常秩序，找到人生坐标。

经典溯源

清代医家程文圃所辑《医述·医学溯源》有云："未来之事莫预虑；既去之事莫留念；见在之事，据理应之，而不以利害惕心，得失撄念。如此，则神常觉清净，事常觉简少。盖终日扰人方寸，憧憧役役不得休息者，不过此三种念头扫涤不开耳。天下本无事，我心本清净，庸人自扰之。"

见在：见，通"现"。见在，即现在。

惕心：心中恐惧不安。

撄念：扰乱、干扰心理。

三九、一叶蔽目,不见邱山;一豆塞耳,不闻雷霆;一念执迷,不知万境。博弈迷,酒色迷,财利迷,胜心迷,以至功名迷,生死迷。迷之大小不同,其为迷则一也。

——《医述·医学溯源》

迷惑于一己之利,蒙蔽于一时之象,固执于一得之见,均犹如一叶障目,不见泰山,一豆塞耳,不闻雷霆,一念执迷,不知万境。从养生保健角度看,"迷"字之害大矣。博弈(下棋)、酒色、财利、胜心(好胜心)、功名、生死(贪生怕死),凡此种种,若不自制,均能让人执迷不悟。

遍看古今伤神害生之事,大凡人生忧患之根,每起于迷恋。爱富者唯忧其穷,爱得者唯畏其失,爱生者唯恐其死。若能节制爱根,忧根自然而减,心里即多了一分安宁,一分和泰。

经典溯源

《医述·医学溯源》:清代医家程文囿(字观泉,号杏轩)辑著。程氏出生世医之家,少时业儒,博学工诗,弱冠习医。因不拘古法治愈产后高热危重病案而医名渐噪,擅治内、妇、儿科病证,加之为人和蔼,医德高尚,求诊接踵,医名显卓,时人谓:"有杏轩则活,无杏轩则死。"杏轩认为医术蔑古则失之纵,泥古则失之拘。养生之道,不亦如此。

邱山:有认为"邱"通"丘"。邱山即丘陵山脉。

万境:即万千境象。

四〇、起于色者节欲，起于气者慎怒，起于文艺者抛书，起于劳倦者安逸，起于忧思者遣怀，起于悲哀者达观，如是方得除根。

——《理虚元鉴·二守》

疾病因色情纵欲而起的，当节制色欲；因情志刺激而起的，当力戒郁怒；因沉溺书斋而起的，当减少阅读；因过于劳倦而起的，当适度安逸；因忧虑思念而起的，当排遣念怀；因悲伤哀愁而起的，当豁达乐观。唯有如此，才能铲除病根。

上述疾病只凭服药行针，确实难以根治疾病。需要根据不同起因，自身应设法排遣、摆脱、消除疾病根源。原文所提到的节欲、慎怒、抛书、安逸、遣怀、达观等均为行之有效的治根之法。在精神养生方面，古人有诸多告诫，如修德以怡神，调志以摄神，节欲以安神，静心以养神，积精以全神等，无一不是有得之见。

经典溯源

《理虚元鉴》：清代医家汪绮石所著。书中有"二守"篇，篇中有云："二守者，一服药，二摄养。二者所宜守之久而勿失也。盖劳有浅深，治有定候。如初发病，服药，便可断除病根。至于再发，则真阴大损，便须三年为期。此三年间，起于色者节欲，起于气者慎怒，起于文艺者抛书，起于劳倦者安逸，起于忧思者遣怀，起于悲哀者达观，如是方得除根。"

色：色情、纵欲。

气：因情志刺激而指的气机郁滞。

起居养生名言解读

（四一～六九）

久视伤血，久卧伤气，久坐伤肉，久立伤骨，久行伤筋，是谓五劳所伤。

四一、久视伤血，久卧伤气，久坐伤肉，久立伤
骨，久行伤筋，是谓五劳所伤。

——《素问·宣明五气》

长久用眼，则劳心而伤血；长久卧睡，则劳肺而伤气；长久安坐，则劳脾而伤肉；长久站立，则劳肾而伤骨；长久行走，则劳肝而伤筋。这便是五劳所伤。验之于实际，五劳所伤未必一一对应。之所以有上述论述，是基于五行之说为主的中医学相关基础理论：心主血、肺主气、脾主肉、肾主骨、肝主筋而提出的。五劳不已，复可累及五脏。由此可见，劳逸结合，是养生保健所必须做到的。

经典溯源

《宣明五气》：见《黄帝内经·素问》第二十三篇。其主要内容为依照五行法则，归纳五味所入、五气所病、五精所并、五脏所恶、五脏化液、五味所禁、五病所发、五邪所乱、五邪所见、五脏所藏、五脏所主、五劳所伤、五脏之脉等，以此阐明五脏的生理活动、病理变化的规律，作为临床诊治的指导原则。

劳：此作过度解。

四二、其知道者，法于阴阳，和于术数，食饮有
　　　节，起居有常，不妄作劳，故能形与神俱，
　　　而尽终天年。

——《素问·上古天真论》

　　懂得养生法则的人，效法天地变化的规律，掌握和调精气的方法，做到饮食有所节制，生活起居不无规律，不会过分地劳作劳神，如此则形体与精神协调一致，能活到自然寿命。

　　"法于阴阳"，顺应自然，是中华养生的基本特色和最高准则。而"和于术数"（如养生功法、针灸推拿、药食调补等）、"食饮有节"（如饥饱有度、避免偏嗜、均衡膳食等）、"起居有常"（如按时作息、劳逸结合、穿着合时等），则是中医基本理论指导下的具体养生方法和措施。

经典溯源

　　《素问·上古天真论》：所载原文，是《素问·上古天真论》中用"岐伯对曰"的方式，追述"上古之人"的养生之道，借此以法古论今，意在强调古为今用。

知道：懂得养生之道。

法：取法，效法。

阴阳：此指天地变化的规律。

和于术数：和调精气的养生方法。

形与神俱：形体与精神协调一致。

天年：人的自然寿命。

其知道者，法于阴阳，和于术数，食饮有节，起居有常，不妄作劳，故能形与神俱，而尽终天年。

四三、春三月，此谓发陈，天地俱生，万物以荣。夜卧早起，广步于庭，被发缓形，以使志生，生而勿杀，予而勿夺，赏而勿罚，此春气之应，养生之道也。

——《素问·四气调神大论》

春季三个月，是草木复苏、推陈出新的季节，自然万物生机勃发，欣欣向荣。为适应这种环境，人们应该晚些睡觉，早些起床，早晨在庭院里从容散步，披散束发，舒缓形体，使精神情志随着春令生发之气而舒畅条达。倡导生长而不要扼杀，提倡给予而不要剥夺，主张奖赏而不要惩罚，唯有这样的精神情志状态，才能与春季生发之气相呼应。这正是春季养生（春气主生）的必由之路。

经典溯源

《素问·四气调神大论》：是《黄帝内经·素问》中专论春温、夏热、秋凉、冬寒四时不同的精神情志调摄内容的篇章，着重告诫人们调摄情志也要顺应四时气候变化，集中体现天人相应、择时养生的观念。

春三月：指农历的正、二、三月。按节气为立春、雨水、惊蛰、春分、清明、谷雨。

发陈：推陈出新之意。

广步：缓步、漫步之意。

被发缓形：被，通"披"。披散束发，舒缓形体之意。

生而勿杀，予而勿夺，赏而勿罚：生、予、赏，象征顺应春阳生发之气的精神情志活动；杀、夺、罚，是指与春阳生发之气相悖的精神情志活动。

春三月，此谓发陈，天地俱生，万物以荣。夜卧早起，广步于庭，被发缓形，以使志生，生而勿杀，予而勿夺，赏而勿罚，此春气之应，养生之道也。

四四、夏三月,此谓蕃秀,天地气交,万物华实。夜卧早起,无厌于日,使志无怒,使华英成秀,使气得泄,若所爱在外,此夏气之应,养长之道也。

——《素问·四气调神大论》

夏季三个月,是草木繁茂、万象秀美的季节。天地阴阳之气上下交合,各种植物开花结果。为适应这种环境,人们应该晚些睡觉,早些起床,不要厌恶白昼太长,让心中无存郁怒,令容色显得秀美,使皮毛腠理宣通,暑气得以疏泄,精神饱满地与外界相适应,这样才能与夏季长养之气相呼应。这是夏季养长(夏气主长)的必由之路。

经典溯源

《素问·四气调神大论》:同上条。

夏三月:指农历的四、五、六月。按节气为立夏、小满、芒种、夏至、小暑、大暑。

蕃秀:蕃,草茂也;秀,华美也。蕃秀,茂盛之意。

天地气交:天地阴阳之气上下交会。

华实:华,古通"花"。华实,开花结果。

华英:此指人的容貌。

夏三月,此谓蕃秀,天地气交,万物华实。夜卧早起,无厌于日,使志无怒,使华英成秀,使气得泄,若所爱在外,此夏气之应,养长之道也。

四五、秋三月，此谓容平，天气以急，地气以明。

早卧早起，与鸡俱兴，使志安宁，以缓秋刑，收敛神气，使秋气平，无外其志，使肺气清，此秋气之应，养收之道也。

——《素问·四气调神大论》

秋季三个月，是草木自然成熟的季节。秋令天气紧急，地气清明，人们应该早些睡觉，早些起床，做到鸡鸣而起，使精神情志保持安定，藉以舒缓秋令肃杀之气，不使神志外驰，令肺气得以清肃。唯有如此，才能与秋天收养之气相呼应，这是秋季养收（秋气主收）的必由之路。

经典溯源

《素问·四气调神大论》：同上条。

秋三月：指农历的七、八、九月。按节气为立秋、处暑、白露、秋分、寒露、霜降。

容平：此指成熟之意。

兴：起。

秋刑：指秋令肃杀。

秋三月，此谓容平，天气以急，地气以明。早卧早起，与鸡俱兴，使志安宁，以缓秋刑，收敛神气，使秋气平，无外其志，使肺气清，此秋气之应，养收之道也。

四六、冬三月，此谓闭藏，水冰地坼，无扰乎阳。
早卧晚起，必待日光，使志若伏若匿，若
有私意，若已有得，去寒就温，无泄皮肤，
使气亟夺，此冬气之应，养藏之道也。

——《素问·四气调神大论》

冬天三个月，是万物生机潜伏闭藏的季节。冬寒之气使水结冰地冻裂，其时不要扰动阳气，应该早睡晚起，一定等到日光显露时再起床，使精神情志如伏似藏，心里充实，犹如心怀隐私不显露，又像若有所得很满足。还应避寒就温，不要让皮肤开泄而过多出汗，使阳气藏而不泄。唯有如此，才能与冬季闭藏之气相呼应，这是冬季养藏(冬气主藏)的必由之路。

经典溯源

《素问·四气调神大论》：同上条。

冬三月：指农历的十、十一、十二月。按节气为立冬、小雪、大雪、冬至、小寒、大寒。

闭藏：潜伏闭藏。

坼：裂开。

使气亟夺：气，此指阳气。亟，与"极"通，有"藏"之义。使气亟夺，使阳气藏而不泻。

四七、五色，令人目盲；五音，令人耳聋；五味，
令人口爽；驰骋畋猎，令人心发狂；难得
之货，令人行妨。是以圣人为腹不为目，
故去彼取此。

——《道德经·第十二章》

太多色彩，会使人眼花；太多声音，会使人耳聋；太
多滋味，会使人失去味觉；骑马飞驰去田野打猎，会使人
心灵狂放；追求难得的财物，会使人行为败坏。因此圣
人但求饱腹，不求声色之娱。所以高明之人也应当祛除
前者，取法后者。

五色、五音、五味及驰骋畋猎、难得之货，对身心健
康而言，可谓是双刃剑，其既可使人取乐，使人怡情，也
可使人伤身，使人堕落。老子之言，寓意深刻，读者诸
君，当须慎之。

爽：差失，违背，此指阻碍味觉。

驰骋：驰马奔腾。

畋猎：野外打猎。

难得之货：指金、玉等贵重之品。

妨：败坏。

为腹：本义填饱肚皮，引申为满足人体自然生理
需要。

不为目：目，此指各种感官。不为目，不满足各种
感官之欲。

五色，令人目盲；五音，令人耳聋；五味，令人口爽；驰骋畋猎，令人心发狂；难得之货，令人行妨。是以圣人为腹不为目，故去彼取此。

经典溯源

　　《道德经》：春秋时期老子(李耳)所著，又称《道德真经》《老子》《五千言》《老子五千文》，是我国古代道家哲学思想的重要来源。《道德经》分上下两篇。原文上篇为《德经》，下篇为《道经》，不分章。后改为《道经》三十七章在前，第三十八章之后为《德经》，并分为八十一章。《道德经》文本以哲学意义之"道德"为纲宗，论述修身、治国、用兵、养生之道，文义深奥，包涵广博，被誉为"万经之王"。

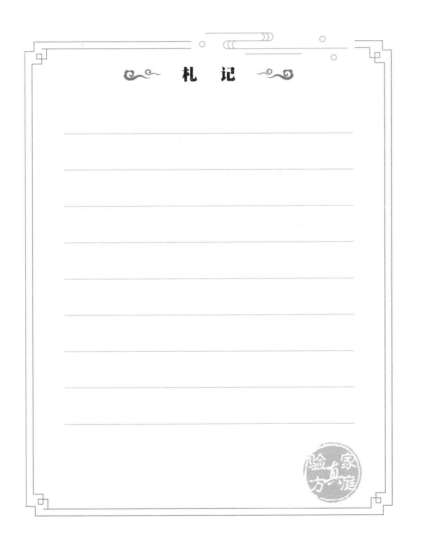

四八、寐处不时，饮食不节，逸劳过度者，疾共
　　　杀之。

——《孔子家语·五仪解》

　　睡眠起居没有规律，饮食没有节制，安逸或疲劳过度者，或损伤正气，或戕伐脏腑，或阻滞气血，而引发各种疾病。久而久之，疾病就会伤害性命。

　　养生是一种健康理念，甚至是一种生活方式。养生之道在日常生活中无处不在，起居和饮食是两大重要环节，其安排合理与否，直接影响着身心健康。

经典溯源

　　《孔子家语》：《孔子家语》一书，最早著录于《汉书·艺文志》，凡二十七卷，孔子门人所撰，其书早佚。唐代颜师古注《汉书》时，曾指出二十七卷本"非今所有家语"。颜师古所云今本，系三国时魏著名经学家王肃收集并撰写的十卷本。该书主要记录孔子及其弟子的思想言行。

　　寐处：寐，睡眠；处，起居。

　　不时：不按时。

四九、日出而作，日落而息。

——《帝王世纪·击壤歌》

白昼劳作，入夜休息，是顺循昼夜节律的作息方式。

相传中国古代《击壤歌》有载：天下大治，百姓无事，田间老父，击壤而歌，"日出而作，日落而息，凿井而饮，耕田而食，帝力于我何有哉！"这是一幅社会和谐、自给自足、和平安泰、顺应自然的生活方式的诱人景象。这种平淡无奇的农耕生活有利于养生延年。当今社会，竞争激烈，以致形神劳顿之人比比皆是。若不重视起居作息调摄，则罹病伤神，有损天年，在所难免。

经典溯源

《帝王世纪》：晋代医家皇甫谧编撰。该书是专述帝王世系、年代及事迹的一部史书，所叙上起三皇，下迄汉魏，内容多采自经传图纬及诸子杂书。

日出：此指白昼。

日落：此指入夜。

日出而作，日落而息。

五〇、行端直则无祸害,无祸害则尽天年。

——《韩非子·解老》

平素品行端直,就不易招致祸害。不易招致祸害,就能够尽享天年。

韩非是战国时期的一位著名的无神论思想家,他指出人事的成败、兴亡等皆在于人为。韩氏指出:人有祸则心畏恐,心畏恐则行端直,行端直则思虑熟,思虑熟则得事理,得事理则必成功,必成功则富与贵,进而强调"行端直则无祸害,无祸害则尽天年"。这种富贵、贫贱、祸福皆决定于人事的思想,实属难能可贵,至今仍有其深刻的养生指导意义。

经典溯源

《韩非子》:战国末年著名哲学家、思想家、政论家韩非所著。该书是法家思想的集大成者,共二十卷。该书在先秦诸子中具有独特风格,思想犀利,文字峭刻,逻辑严密,善用寓言,其寓言经整理之后又辑为各种寓言集,如《内外储说》《说林》《喻老》《十过》等即是。书中也有涉及或用以指导养生的内容。

行:品行。

端直:端,正也,不歪斜。直,不弯曲。端直,端正率直。

天年:天赋的年寿,即自然寿命。

行端直则无祸害,无祸害则尽天年。

五一、流水不腐，户枢不蠹，形气亦然。

——《吕氏春秋·尽数》

流水之所以不会腐臭，门轴之所以不为虫蛀，都是因为它们经常活动的缘故。人的形体、精气也是如此，需要经常运动。

生命在于运动，运动可以使气血流畅而不致发生郁滞，有益于身心健康。脾主四肢，活动肢体又能增强脾胃的消化吸收功能，使后天之本不衰，气血生化有源。

经典溯源

《吕氏春秋》：又称《吕览》，是在秦国丞相吕不韦主持下，集合门客们编撰的一部杂家名著。成书于秦始皇统一中国前夕。此书以道家思想为主干，以名家、法家、儒家、墨家、农家、兵家、阴阳家等学说为素材，熔诸子百家于一炉，是战国末期杂家的代表作，闪烁着博大精深的智慧之光，其中不乏颇有价值的养生名言警句。全书共分二十六卷，一百六十篇，二十余万字。

蠹：虫蛀。

形气：人的形体精气的合称。

五二、出则以车，入则以辇，务以自佚，命之曰
　　　"招蹶之机"。肥肉厚酒，务以自强，命之
　　　曰"烂肠之食"。靡曼皓齿，郑卫之音，务
　　　以自乐，命之曰"伐性之斧"。三患者，贵
　　　富之所致也。

——《吕氏春秋·本生》

　　出门就乘车，入门就坐辇，出入只想靠车而使自己
安逸，这应称之为"招蹶之机"（因腿疾而容易摔倒的缘
由）。肥肉浓酒，只图有赖于此而想使自己强壮，这应称
之为"烂肠之食"。细皮嫩肉、明眸皓齿的美色，淫乱的
靡靡之音，唯图用此来自得其乐，这应称之为"伐性之
斧"。这三种害物，都是由富贵淫逸带来的。

　　这段原文，对于缺乏运动、迷恋酒色的富贵之人，是
一种告诫、一种警示。诚如《吕氏春秋》所言"上为天子
而不骄，下为匹夫而不惛(mèn，古通'闷'，郁闷)"，方可
成为全德之人、仁寿之士。

　　辇：人推拉的车。

　　自佚：佚，古通"逸"。自佚，即自图安逸。

　　蹶：跌倒。

　　靡曼：亦作"靡嫚"，指华美、华丽之色。

　　皓齿：洁白的牙齿。

　　郑卫之音：春秋战国时郑、卫两国的民间音乐。因
不同于雅乐，曾被儒家斥为"乱世之音"，后泛指靡靡
之音。

《本生》：出自《吕氏春秋·孟春纪第一》第二篇。其主要内容可以概括为：民本思想、无为而治、适可而止、以人为本、勤俭养生。由此可以看出，《吕氏春秋》确实兼有儒家、道家等多家流派的思想。本生，即以养生为本。

札 记

靡曼皓齿，郑卫之音，务以自乐，命之曰「伐性之斧」。三患者，贵富之所致也。

五三、善摄生者，无犯日月之忌，无失岁时
之和。

——《备急千金要方·养性》

擅长养生的人，当知日月之忌与岁时之和。

日月之忌者，一日之忌为暮（日之傍晚）有饱食，一月之忌为晦（月之末日）有大醉。岁时之和者，顺从春生夏长，秋收冬藏，择时养生。岁时之变，和之者长生久安，逆之者有损天年。联系当今社会，由多少人士应酬过于频繁，晚餐暴饮暴食，长期饮酒过度，更不明四季择时养生，形神受损，在所难免。

经典溯源

《备急千金要方·养性》：所载原文出自《备急千金要方》第二十七卷"养性"之"道林养性"第二。原文曰："衣食寝处皆适，能顺时气者，始尽养生之道。故善摄生者，无犯日月之忌，无失岁时之和。一日之忌，暮无饱食，一月之忌，晦无大醉，一岁之忌，暮无远行，终身之忌，暮无燃烛行房。"

日月之忌：养生当知一日之忌、一月之忌。

岁时：即四时。

五四、养性之道，常欲小劳，但莫大疲及强所不
　　　能堪耳。

——《备急千金要方·养性》

　　养生之道，宜经常有适度的劳动或运动，但又不能
过于疲劳，或勉强从事力不能及的劳作。

　　劳逸适度，是养生的重要原则。过劳则气耗，过逸
则气滞，均于健康不利。故养生之道，需要适当运动、劳
动，使气血畅通，筋骨强健，有助保健延年。

经典溯源

　　《备急千金要方·养性》：所载原文出自《备急千金
要方》第二十七卷"养性"之"道林养性"第二。原文曰：
"虽常服饵而不知养性之术，亦难以长生也。养性之道，
常欲小劳，但莫大疲及强所不能堪耳。且流水不腐，户
枢不蠹，以其运动故也。养性之道，莫久行久立，久坐久
卧，久视久听。盖以久视伤血，久卧伤气，久立伤骨，久
坐伤肉，久行伤筋也。"

　　欲：宜。

　　小劳：适度劳作。

　　强：勉强。

　　堪：胜任。

养性之道，常欲小劳，但莫大疲及强所不能堪耳。

五五、善摄生者，卧起有四时之早晚，兴居有至
和之常制。

——《备急千金要方·养性》

通晓养生之理的人，起居应依据春夏秋冬之别，而确定起居的早晚差别。根据季节变化，养成符合人体生理需要的作息习惯。

起居作息的合理安排，当应时制宜，依据春生夏长、秋收冬藏的四时主气规律，合理制定作息方式，使人体的生理功能保持在稳定和泰的良好状态，体现了天人相应的中医养生的基本特色，这在《素问·四气调神大论》中有详论。

经典溯源

《备急千金要方·养性》：所引原文出自《备急千金要方·养性》之"养性序"第一，原文曰："是以善摄生者，卧起有四时之早晚，兴居有至和之常制，调利筋骨有俯仰之方，祛疾闲邪有吐纳之术，流行营卫有补泻之法，节宣劳逸有与夺之要。忍怒以全阴，抑喜以养阳。"

兴居：指日常生活，多指起居。

至和：恰当、和泰。

五六、冬不欲极温,夏不欲穷凉,不露卧星下,不眠
　　　中见肩。大寒大热,大风大雾,皆不欲冒之。

——《抱朴子·极言》

　　冬寒之时,不能贪图太过温暖。夏热之时,不能贪图太过凉快。不可夜卧野外,不可睡时露肩。大寒大热,大风大雾,均不可轻易触冒。

　　善养生者,当顺四时而适寒温。冬三月,当寒则寒,不可畏其寒而过于贪温,以免皮毛开泄而损伤阳气;夏三月,当热则热,不可畏其热而过于贪凉,以免汗孔闭塞而郁热伤阴。不可室外露宿,不可睡眠露肩,慎防寒、热、风、湿诸邪侵袭人体(中医学认为睡眠时,人体卫外抗邪能力相对低下)。此外,非时之寒暑或气候之剧变,均应注意避免,而不可贸然触犯。所有这些,均为养生之正道。当今之时,居家、商店、车内空调普及,当寒不寒,该热不热,人多贪图一时之快,殊不知,此等状况,对健康极为不利。

经典溯源

　　《抱朴子·极言》:《抱朴子》,为东晋医家葛洪所著,分为内外两篇,后被视作道教经典。书中《外篇》主要是葛洪生平的自述及谈论社会上诸多时政人事。《内篇》是葛洪对道家思想和丹道修炼方法的阐述。《极言》出自《抱朴子》内篇。极言,直言规劝之义。

　　欲:贪图。

　　穷:极度。

　　星下:夜间野外。

五七、一曰薄名利，二曰禁声色，三曰廉财货，

　　四曰损滋味，五曰除佞妄，六曰去沮嫉。

　　六者不除，修养之道徒设尔。

——《抱朴子·养生论》

一要淡泊名利，二要禁绝声色，三要不可贪财，四要减少美味，五要消除佞妄，六要抛弃沮嫉。这六害不除，修身养性的方法等于空设。

要想长寿，"先除六害"。此六害，于当今社会更趋肆虐，以致部分人人心浮躁，急功近利，道德沦丧，形神兼损。六害不除，何谈养生？读者诸君，三思而行。

经典溯源

《抱朴子·养生论》：是晋代葛洪编著的一部养生类中医著作，一卷。《宋史·艺文志》著录。现存版本见于《道藏》。书中主张"施药于未病之前，不追修于既败之后"。谓欲求保全性命者，当首先除去"六害"，即薄名利、禁声色、廉财货、损滋味、除佞妄、去沮嫉。又言善养生者，必须"十二少"，即少思、少念、少笑、少言、少喜、少怒、少乐、少愁、少好、少恶、少事、少机，以保和全真。

廉：不贪。

损：减少。

佞妄：善于花言巧语、阿谀奉承而又无知妄为。

沮嫉：因灰心失望而产生嫉妒。

徒：空。

一曰薄名利，二曰禁声色，三曰廉财货，四曰损滋味，五曰除佞妄，六曰去沮嫉。六者不除，修养之道徒设尔。

五八、善养老者，非其书勿读，非其声勿听，非
其务勿行，非其食勿食。

——《千金翼方·养老大例》

擅长养老的人，不该读的书籍不读，不当听的言语不听，不是紧要的事情不干，不宜服食的食品不吃。

年迈之人，体力、精力渐趋不支，心理承受能力、消化吸收能力渐趋减弱。所以，尽量减少心理负担，尽力减轻胃肠负担，是老年群体养生保健必须做到的。

经典溯源

《千金翼方·养老大例》：《千金翼方》为唐代著名医家孙思邈晚年所撰。书中十二至十五卷专述养生长寿之道，集中体现了古代延年益寿学说同防治疾病相结合的特色。所引原文出自《千金翼方·卷十二养性》之"养老大例第三"。

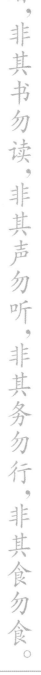

善养老者，非其书勿读，非其声勿听，非其务勿行，非其食勿食。

务：事情。此指无关紧要之事。

大例：惯例、通例。

五九、人生寿天，虽有定分，中间枉横，岂能全免，若能调摄合理，或可致长生。

——《外台秘要·产乳序论三首》

个人的自然寿命的长短，虽然主要取决于先天禀赋。但后天一生之中，如生活起居、劳逸饮食、精神情志、乃至各种疾病伤害等对生命过程的负面影响，也不能忽视、不能排除。如果能够注意日常的保养调摄，均会有助于身心健康，有益于延年益寿。

从中医体质学说看，先天无疑是十分重要的，体质的强弱，寿命的长短，可能罹患何病，预后转归如何，多有一定的遗传倾向。但从临床医学及养生保健角度看，后天因素同样重要。先天有所不足或有所偏颇者，唯有通过后天的调摄、调养，才有可能予以一定的弥补、一定的调整。既然先天已定，那后天的努力显得更为积极、更为主动。诚如张介宾《景岳全书·脾胃》说"凡先天之有不足者，但得后天培养之力，则补天之功，亦可居其强半"。

经典溯源

《外台秘要》：唐代医家王焘编著。该书保存了大量唐以前的医学文献，为发掘中医宝库提供了极为宝贵的资料和考察依据，其间同样也存有大量养生理论。

定分：由先天禀赋所定的体质倾向及自然寿命。

人生寿天，虽有定分，中间枉横，岂能全免，若能调摄合理，或可致长生。

六〇、早起不在鸡鸣前，晚起不过日出后。

——《太平御览·卷七百二十》

早晨起床的时间，依据个人习惯及季节不同可或早或晚。但早起不应在鸡鸣前，晚起不应在日出后。

人的寤寐兴息，必须顺应四时阴阳消长，一般在万物俱生的春天，人宜早起以使阳气升发，精神焕发；在万物闭藏的冬季，人宜晚起，以保藏阴精不致外泄。鸡鸣前为阴转阳初始，阳气尚弱不利于人体阳气的升发，而日出后阳气已盛，又不利于阴精的潜藏，故早起应不在鸡鸣前，晚起不过日出后。

经典溯源

《太平御览》：是我国宋代一部著名的类书，为北宋李昉、李穆、徐铉等学者编撰。全书以天、地、人、事、物为序，分成五十五部，"备天地万物之理，政教法度之原，理乱废兴之由，道德性命之奥"，可谓其内容包罗万象。

鸡鸣：此指天明之前。

早起不在鸡鸣前，晚起不过日出后。

六一、一者少言语养内气，

二者戒色欲养精气，

三者薄滋味养血气，

四者咽精液养脏气，

五者莫嗔怒养肝气，

六者美饮食养胃气，

七者少思虑养心气。

人由气生，气由神住，养气全神，可得真道。

——《寿亲养老新书·保养》

少些闲言碎语，有助于保养元气，这是其一。做到节制色欲，有助于保养肾气，这是其二。能够清淡饮食，有助于充养血气，这是其三。经常吞咽口津，有助于涵养脏气，这是其四。遇事不必怨怒，有助于宣养肝气，这是其五。平素以食为美，有助于滋养胃气，这是其六。不可多思善虑，有助于调养心气，这是其七。人有赖于"气"而生成，气有赖于"神"而保全，若能注意保养元气，顾全精神，才算是领悟了养生保健的真谛。

七者之中，兹仅就"咽精液"对养生保健的作用作一议论。中医学认为，唾液能滋养五脏六腑。养生学家把唾液称之为"金津玉液"，《黄帝内经》指出："脾归涎""肾

咽精液：即咽唾液。

嗔：抱怨、憎恨。

美饮食：以日常饮食为满足。

一者少言语养内气，二者戒色欲养精气，三者薄滋味养血气，四者咽精液养脏气，五者莫嗔怒养肝气，六者美饮食养胃气，七者少思虑养心气。

归唾",指明唾涎与脾肾密切相关。明代龚居中所著《红炉点雪》指出:"津既咽下,在心化血,在肝明目,在脾养神,在肺助气,在肾生精,自然百骸调畅,诸病不生。"可见,咽津对于人体健康长寿、摄生保健起着不可小觑的作用,传统的气功导引中有"叩齿吞津保健法",要求在叩齿过程中,口腔唾涎增多,随时咽津以充盈肾精,久而久之,便可身轻体健,气色明润。现代研究也证明,唾液中有许多与生命活动有关的物质,切不可随意弃之。

经典溯源

　　《寿亲养老新书》:北宋医家陈直著。有评价该书是我国现存早期的老年病学、养生学著作,对后世医家、养生学家影响很大。书中针对老年人的情志、生理、病理特点,提出诸如重视饮食调治,注重医药扶持,注重摄养之道,特别提到精神摄养、四时摄养、起居摄养及导引吐纳等摄养之法,内容详尽,对今人不无借鉴之处。

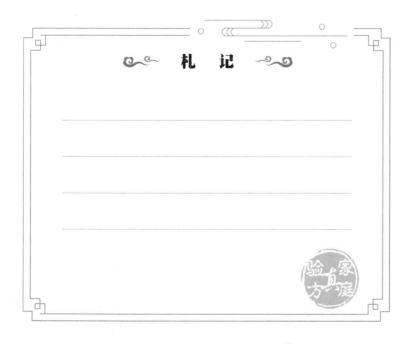

札记

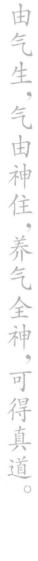

人由气生,气由神住,养气全神,可得真道。

六二、腰下至足，欲得常温；胸上至头，欲得
　　　稍凉。

　　　　　　　　　　　　——《保生要录·论衣服》

　　腰腹以下至足胫，应该注意保暖；胸胁以上至头部，
应该稍稍偏凉。

　　中医阴阳学说认为，上为阳、下为阴；热为阳，寒为
阴。胸上至头为阳，腰腹以下为阴。故胸上至头，阳热
充足，多气多血。而腰腹以下，则阳热少而阴寒盛。阴
阳协调，寒热平和，形神恬静，则疾病不生，寿年自永。
故腰腹以下至足胫应注意保暖，而胸胁以上至头部应稍
稍偏凉。但应该注意，凉不至冻，温不至热。如果违反
这一规律，衣着上热而下寒，久之有损健康。

经典溯源

　　《保生要录》：宋代医家蒲虔贯所撰。该书为养生
学专著，全书分作八门类：养神气门、调肢体门、论衣服
门、论居处门、论药食门、果类、谷菜类、肉类。内容论
述，平易简明，切于实用。

　　腰下至足，欲得常温；胸上至头，欲得稍凉。

　　欲：希望，应该。

六三、形欲常鉴，津欲常咽，体欲常运，食欲
　　　常少。

——《素问病机气宜保命集·原道论》

　　形体应该经常注意自察，密切关注其有无异常变化。牙齿常叩，舌顶上腭，积存口津，分次咽下。肢体应该经常保持运动，藉此运行气血，疏通经脉，强身健体。饮食应该保持适时适量，切忌暴饮暴食，或长期摄入过多。

　　形体的胖瘦盛衰，虽与其禀赋遗传直接有关，但其也每为生理病理状态的外在表现，中医诊断学中有"形胜于气者夭，气胜于形者寿"的区别，前者多指虚胖而无力之人，后者多指清瘦而有神之人。"津欲常咽"，是传统导引术中的重要内容，持之以恒，必有益处。功法运动，有益健康，自不待言。"食欲常少"，确系众多长寿老人的养生之道。

经典溯源

　　《素问病机气宜保命集》：金代医家刘完素（"金元四大家"之一）撰。该书在"医理总论"中有原道、摄生、气宜等篇，其间涉及众多养生内容。

　　欲：此为应该之意。

　　鉴：明镜，引申为观察。

形欲常鉴，津欲常咽，体欲常运，食欲常少。

六四、终日稳坐，皆能凝结气血，久即损寿。

——《寿世保元·饮食》

　　整日久坐不动，不利于气血流通。若习以为常，久必损伤正气，变生多病，而暗损寿命。

　　终日稳坐的现象，想必今甚于古。文职人员、公务人员、科教人员，乃至于迷恋网络、迷恋影视之人，多整日与电脑、电视、手机为伴，缺乏体力劳动，缺乏必要运动，"凝滞气血，久即损寿"，在所难免。奉劝诸君，切切慎之。

经典溯源

　　《寿世保元》：为明代内府大御医龚廷贤所撰。该书共 10 卷，为临床综合类医籍。书中对临床各科疾病的诊治阐述精详，每病证之下均先采前贤之说分析病因，然后列述症状，确立治法，后备方药，有的尚附有验案。其中不乏养生之道和老年医学的内容，且切合实用，颇具特色。

稳：此作长久解。

终日稳坐，皆能凝结气血，久即损寿。

六五、人能养气以保神,气清则神爽;运体以却
　　　病,体活则病离。

　　　　　　　　　　——《遵生八笺·延年却病笺》

　　人能够调摄元气以保护精神,元气清静通利则精神
爽朗;运动肢体可以祛除疾病,肢体得以活动,气血得以
调畅,疾病就能远离人体。

　　静以养神,动以练体,动静结合,形神共养,是中医
养生的基本要则。所引原文将养气调神置于运动肢体
之前,也正体现了养生必须首先养神。

经典溯源

　　《遵生八笺》:明代医家高濂编撰,该书从"八笺"
(清修妙论笺、四时调摄笺、起居安乐笺、延年却病笺、饮
馔服食笺、燕闲清赏笺、灵秘丹药笺、尘外遐举笺)论述
通过修身养生来预防疾病、延年益寿的方法,是一部内
容广博又切以实用的养生专著,也是我国古代养生学的
主要文献之一。

　　运:运动。

　　却:祛除。

人能养气以保神,气清则神爽;运体以却病,体活则病离。

下篇　起居养生名言解读(四一~六九)

六六、今之养生者，饵药、服气、避险、辞难、慎时、寡欲，诚要法也。

——《呻吟语·养生》

现在养生之人，服药调补、导引食气、避险辞难、适时而为、清心寡欲，的确是重要的方法。

上述原文涉及药物养生、功法养生、择时养生、摄神养生及规避风险（老人慎防摔跤、避免运动损伤、注意交通安全等均在其列）等多个方面，诚能做到，确实大有益于身心健康。

经典溯源

《呻吟语》：明代晚期著名学者吕坤所著的语录体、箴言体的小品文集。"养生"，出自该书中内篇。书中内篇有性命、存心、修身、养生诸论。

饵：服食。

服气：又称"食气"。一种古代养生方法，与吐纳相似。嵇康《养生论》中有"呼吸吐纳，服气养身"之说。

今之养生者，饵药、服气、避险、辞难、慎时、寡欲，诚要法也。

六七、养生之诀，当以睡眠居先。

——《闲情偶寄》

养生的窍门，应当以睡眠为第一重要。

睡眠，对于维持人体身心健康具有极其重要的意义。在人类生命过程中，大约1/3的时间是在睡眠中度过。俗话说，睡眠是人们的"天然补药"，是健康的"终身伴侣"。现今越来越多的人，尤其是工作节奏快、竞争压力大的城市白领人群，常常为睡眠问题所困扰。这种睡眠障碍，可有多种表现：或半睡半醒、入睡困难；或早醒后难以再入睡；或整夜处于浅睡眠状态，梦幻纷纭，极易惊醒。间或稍有心事，甚可彻夜不眠。凡有睡眠障碍的人士，平素多感觉头昏乏力，精力不济，容易烦躁。长此以往，会严重危害健康，降低工作效率，影响生活质量。

经典溯源

《闲情偶寄》：清代李渔所撰，是养生学的经典著作。书中内容包括《词曲部》《演习部》《声容部》《居室部》《器玩部》《饮馔部》《种植部》《颐养部》等八个部分，论述了戏曲、歌舞、服饰、修容、园林、建筑、花卉、器玩、颐养、饮食等艺术和生活中的各种现象，并阐发作者主张，内容极为丰富。其中，《颐养部》总论养生，是一篇重要的养生文献。

养生之诀，当以睡眠居先。

诀：秘诀，窍门。

六八、人勤于体者,神不外驰,可以聚神;人勤
于智者,精不外移,可以摄精。

——《退庵随笔·卷十二》

心藏神,为五脏六腑之大主,人在劳动、运动时,多专心致志,神不外驰,可谓集神,集神有利于养心。肾藏精,为人体先天之根本,人在思维用脑时,多全神贯注,精不外移,可谓摄精,摄精有利于养肾。

古代养生家十分强调动静作息之机,要动中有静,静中有动。体欲常劳,劳则勿过,脑欲常思,思则勿过。动静以义,最费斟酌。

经典溯源

《退庵随笔》:清代闽人梁章钜著。梁氏兼采众长,注重学养,风骚并举,表现出对诗教传统的回归,并总结了诗歌创作的一些基本经验。梁氏虽非医家,然在其文学作品中也有少许养生内容。

驰:快跑,此有逃逸之义。

智:此指思维用脑。

移:移动,此有丢失之义。

人勤于体者,神不外驰,可以聚神;人勤于智者,精不外移,可以摄精。

六九、养生者，发宜常梳，面宜常擦，目宜常运，
　　　舌宜抵腭，齿宜常叩，津宜常咽，背宜常
　　　暖，胸宜常护，腹宜常摩。

——《寿世青编·修养余言》

　　养生之道，无处不在。注重养生之人，平素头发宜经常梳抓，有利于头皮血液运行；面部宜经常搓擦，有利于颜面气血流通；眼睛宜经常转动，有利于消除视觉疲劳；舌头宜经常抵腭，有利于口中生津助化；牙齿宜经常叩击，有利于齿龈坚固；唾液宜经常下咽，有利于津液保存；背部宜注意保暖，以防外邪入侵；胸部宜注意保护，以防外力损伤；腹部宜经常按摩，有利于胃肠蠕动。可见，科学养生，必须从日常生活做起。

经典溯源

　　《寿世青编》：清代医家尤乘编著。该书主要辑录前贤养生之论，内容包括疗心防病、调养七情、寡欲固精、饮食宜忌、居处睡眠、调息运气、小周天法、导引动功、二六功课、四季摄生等。强调治有病不若治无病，疗身不若疗心。

运：运转、转动。

津：此指唾液。

摩：抚摩、按摩。

一百天学中医

经典里的养生名句

饮食养生名句解读

（七〇～九〇）

七〇、肥者令人内热，甘者令人中满。

——《素问·奇病论》

饮食过于肥厚，容易滞塞助阳，以致内生火热；饮食过于甜腻，容易伤脾生湿，以致脘腹胀满。

验之于当今社会，饮食肥厚之人，以致营养过剩，形体胖盛，血脂、血压、血糖偏高，而见面红目赤、烦躁易怒、口干便秘、舌红少苔等症，恰属中医所谓的"内热"之象。嗜食甜腻之物者，亦复不少，巧克力、冰激凌及多种甜品、糕点之类，均为"甘者"，甘能生湿，湿阻气机。多食甜品，易见纳呆腹胀、便溏不畅、舌苔粘腻，正为中医所谓的"中满"之征。由此可见，古不欺人。

经典溯源

《奇病论》：出自《黄帝内经·素问》中第四十七篇。本篇着重论述子喑、息积、伏梁、疹筋、厥逆、脾瘅、胆瘅、厥、胎病（癫疾）、肾风等十种病的病因、病机、症状、治法及预后。由于这十种病都比较奇特，故名《奇病论》。

肥：指肥厚之味。

甘：指甜腻之物。

中满：中，指中焦脘腹。中满，即指脘腹胀满。

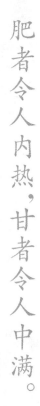

肥者令人内热，甘者令人中满。

七一、饮食自倍，脾胃乃伤。

——《素问·痹论》

饮食若成倍增加，脾胃功能必然受到伤害。

暴饮暴食，或长期摄入过多，必然会损伤肠胃。而脾胃招损，又可变生其他疾病。故中医学有"内伤脾胃，百病由生"（金元医家李东垣《脾胃论》）之说，饮食有节，可为养生之要旨。

经典溯源

《痹论》：出自《黄帝内经·素问》四十三篇，是最早论述痹证的专篇。经文曰："风寒湿三气杂至，合而为痹也。其风气胜者为行痹，寒气胜者为痛痹，湿气胜者为著痹也。"痹，闭也。本篇所论之痹，系指风寒湿三邪侵袭人体，致经络壅闭、营卫涩滞不通而致的以疼痛或麻木不仁等为主症的关节病症。

自倍：即成倍、过量。

饮食自倍，脾胃乃伤。

七二、五谷为养，五果为助，五畜为益，五菜为充，气味合而服之，以补精益气。

——《素问·藏气法时论》

人要维持正常的生命活动，五种谷物是用于营养人体的，五种水果是用来助养人体的，五种畜肉是用来补养身体的，五种蔬菜是用来充养身体的。药食同源，药食同理，五谷、五果、五畜、五菜，也有四气（寒、热、温、凉）五味（酸、苦、甘、辛、咸）之分。四气与五味的合理配置，合理服食，用于补益精气，强壮身体。

五谷泛指一切粮食，五果泛指一切水果，五畜泛指一切荤腥，五菜泛指一切蔬菜，所有这些均源于自然，为人类生存提供了天然的、绿色的、有机的、丰富的源泉。当今社会，杀虫农药、催生激素的广泛使用，转基因、反季节食物的普遍存在，垃圾食品、加工食品的充斥市场，使人们饮食源于天然几乎成为奢望。人们希望返璞归真、回归自然，饮食之冀也不例外。

经典溯源

《藏气法时论》：出自《黄帝内经·素问》二十二篇。藏气法时，即五脏之气象法于四时。本篇通过系统论述五脏病的症状、变化、宜忌、预后、治疗、调养，指出脏气、四时与五行生克规律是一致的，故篇名为"藏气法时论"。

五谷：古指粳米、大豆、小豆、麦、黄黍五种谷物。

五果：古指桃、李、杏、栗、枣五种水果。

五畜：古指牛、羊、猪、鸡、狗五种家畜。

五菜：古指葵、藿、薤、葱、韭五种蔬菜。

七三、大甘、大酸、大苦、大辛、大咸，五者充形
　　　则生害矣。

——《吕氏春秋·季春纪》

　　饮食过于甘甜、过于酸涩、过于苦寒、过于辛热、过于咸味，此五者进入体内容易损害健康。

　　五味偏嗜，自古以来被视为养生保健之大忌。依据中医学相关理论，过甘最易伤脾，过酸最易伤肝，过苦最易伤心，过辛最易伤肺，过咸最易伤肾。今天随着食物的不断丰富，菜肴的不断丰盛，五味偏嗜的现象更趋普遍。《吕氏春秋》的告诫，应该引起我们的高度警惕。

经(典)溯(源)

　　《季春纪》：出自《吕氏春秋》第三篇。该篇篇首即曰"季春之月，日在胃（意为季春三月，太阳的位置呈胃宿）"可见其篇名由起始之文而定。

大：太过。

充形：进入人体。

大甘、大酸、大苦、大辛、大咸，五者充形则生害矣。

七四、虽常服药物，而不知养性之术，亦难以长
生也。

——《养性延命录·食诫篇》

虽然经常服用调治药物，然而若不重视、不通晓养性之术，也难以延年益寿。

服药治疗与养性保健相比，对于摄生延年而言，后者胜于前者。无病之人，自不待言。有病之人，也是"三分治，七分养"，万不可只图服药而忽视修身养性。

经典溯源

《食诫篇》：出自南北朝时期陶弘景所著的《养性延命录》第二篇。该篇原文起始即曰"虽常服药物，而不知养性之术，亦难以长生也。养性之道，不欲饱食便卧，及终日久坐，皆损寿也"。可见"食诫篇"主要论述养生保健中的饮食宜忌内容。

养性：修身养性，为养生之首要。

七五、百病横夭，多由饮食。饮食之患，过于声
　　　色。声色可绝之逾年，饮食不可废之一
　　　日。为益亦多，为患亦切。

——《养性延命录·教诫篇》

　　百病丛生，多由于饮食而起。饮食不当对身体带来的损害，甚于淫声美色。因为对淫声美色的隔绝，可以过月逾年，而对饮食的需求，一日不可废弃。人生从饮食获益越多，其可能招致的危害也就越重。

　　饮食营养是生命活动得以正常维持的主要物质来源，而饮食失当又是多种疾病产生的根源所在，早在《黄帝内经》就用"水能载舟，亦能覆舟"来比喻饮食对于生命活动的双重作用。

经典溯源

　　《教诫篇》：出自南北朝时期陶弘景所著的《养性延命录》第一篇。该篇主要论述养生理论，是教导告诫养生必要性的总论。

　　声色：淫声美色。

　　切：深切，此引申为严重。

逾年，饮食不可废之一日。饮食之患，过于声色。声色可绝之

百病横夭，多由饮食。

为益亦多，为患亦切。

七六、服药虽为长生之本，若能兼行气，其益甚
速。若不能得药，但行气而尽其理，亦得
数百岁。

——《抱朴子·至理》

服用药物，虽然是延年益寿的重要举措。但若能配合导引行气，服药所得的疗效会更加显著。如果因故而不能服药，只要坚持导引行气，同时深得其奥秘，也可延年益寿。

气功导引作为摄身延年的内炼、内修之法，历来受到养生家的重视，至今尚有深入发掘研究的必要。

经典溯源

《抱朴子·至理》：《抱朴子》，晋代葛洪所撰，分为内外两篇。抱朴（[bào pǔ]）是一个道教术语。源见于《老子》"见素抱朴，少私寡欲"。《至理》出自《抱朴子》内篇。至理，至高无上的道理。

但：只要。

数百岁：长寿之义。

药，但行气而尽其理，亦得数百岁。

服药虽为长生之本，若能兼行气，其益甚速。若不能得

七七、安身之本,必资于食,救疾之速,必凭
　　　于药。

——《备急千金要方·食治》

　　维持生命,强健身体,必须依赖食物。治疗疾病,救人于命,必须凭借药物。

　　人体生命活动的正常维持,有赖于食物营养,古称"水谷精微"。药食同源,药食同理,轻微疾病或某些疾病的起病之初,也可借助某些"亦食亦药"的食物予以治疗,中医学称其为"食疗"。但"食疗"不能包治百病,有病主要靠药物来救治。总体而言,我们既不能只重视病时的药物治疗,而忽略平时的食养食疗,也不能用"食疗"来代替药疗。"安身之本,必资于食,救疾之速,必凭于药",可谓千金要言。

经典溯源

　　《备急千金要方·食治》:《备急千金要方》简称《千金方》,又名《千金要方》,唐代医家孙思邈所撰。该书系统总结了唐代以前的医学成就,取材广泛,内容丰富,遍涉临床各科及针灸、食疗、药物、预防、卫生保健等。该书述而有作,验方经方兼备,是中国第一部理法方药俱全的医学巨著,是继张仲景《伤寒杂病论》后中医学的又一次重大总结,被誉为中国历史上最早的临床医学百科全书。"食治方"出自该书卷二十六,专论食治食养的方药。

　　资:借助,依赖。

安身之本,必资于食,救疾之速,必凭于药。

七八、不知食宜者，不足以生存也。

——《备急千金要方·食治》

　　饮食是机体赖以生存、保持健康、延年益寿的必要条件。不知于此，不足以生存。

　　饮食是生命之根，健康之本。随着人们生活水平的提高，既要吃好，又要健康，已经成为人们普遍追求的目标。若不知饮食忌宜，如饮食不节、不洁、偏嗜，不明"五谷为补、五菜为养、五果为助"，不明五味所宜、食物禁忌之理，不仅损伤脾胃，变生多种疾病，而且还可影响健康和寿命。

经典溯源

　　《备急千金要方·食治》：所载原文出自《备急千金要方》卷二十六"食治方"。原文曰："安身之本，必资于食。救疾之速，必凭于药。不知食宜者，不足以存生也。不明药忌者，不能以除病也。是故食能排邪而安脏腑，悦神爽志以资血气。若能用食平释情遣疾者，可谓良工。"

　　食宜：此指饮食的所忌所宜。

七九、善养性者，必饥而食，先渴而饮，食饮欲

      数而少，不欲顿而多。

——《备急千金要方·道林养性》

    善于修养身心的人，必须待有饥饿感后才进食，已有口渴感后才饮水。或食或饮，宜频次多而数量少，不宜一次摄入过多。

    从原文的语言环境及所涉内容看，这一告诫主要是针对年迈或脾胃虚弱之人。年迈之体，消化功能多现生理性减退。脾胃有病，受纳磨化能力亦势必受到影响。因此，这一群体十分需要"少食多餐"，这样既有利于帮助消化，保护脾胃，又能及时补充饮食营养及必要水分。

经典溯源

    《备急千金要方·道林养性》：所载原文出自《备急千金要方》卷二十七"养性"之"道林养性第二"。原文曰："善养性者，先饥而食，先渴而饮。食欲数而少，不欲顿而多，则难消也。当欲令如饱中饥，饥中饱耳。"

养性：修养身心，有似于后世所言养生。

欲：应该、必须。

善养性者，必饥而食，先渴而饮，食饮欲数而少，不欲顿而多。

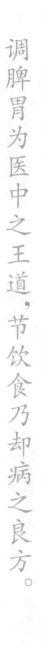

——《仁斋直指方论·病机赋》

脾胃为后天之根本,气血之化源,故"调脾胃为医中之王道"。饮食有节,则脾胃无伤,既有利疾病的预防,也有利于疾病的康复,故"节饮食为却病之良方"。

中医学历来重视顾护脾胃之气,因脾胃一虚,水谷精微化生不足,气血生化之源匮乏,人体生命机能减弱,历来医家强调"有胃气则生,无胃气则死"。民间也有"人是铁,饭是钢""四十以前,胃养人,四十以后,人养胃"的说法,多是强调保护脾胃功能对于养生保健、延年益寿的重要性。

经典溯源

《仁斋直指方论》:又名《仁斋直指》《仁斋直指方》,南宋医家杨士瀛编撰。凡二十六卷,将诸科病证分为七十二门,每门之下,均先列"方论",次列"证治",条理清晰。该书虽为介绍内科杂病证治为重点的临床综合性医书,但书中也不时有养生之论。

王道:《尚书·洪范》曰"无偏无党,王道荡荡"。此引申为稳妥无偏的治疗之道。

八一、爽口物多终作疾,快心事过必为殃。

——《寿亲养老新书·防病诀》

美味的食品食之过多,终究酿成疾病;行乐的事情享受过多,必将招致祸害。

美味可口或个人嗜好之物,食之过多,多可伤及脾胃,而脾胃一伤,百病由生。过度行乐或暴喜暴乐之事,受之过多,多可伤及心神,而心神散荡,必累它脏,多生祸害。脾为"后天之本",心为"君主之官",爽口物多,快心事过,多致心脾两伤,由此而累及形神,伤及天年,在所难免。

经典溯源

《寿亲养老新书·防病诀》:《寿亲养老新书》,全书四卷。卷一为宋代陈直撰,卷二至卷四为元代邹铉所续,故原书《养老奉亲书》更名为《寿亲养老新书》,详述老人养生保健知识与方法。书中引录《防病诀》:"爽口物多终作疾,快心事过必为殃,知君病后能服药,不若病前能自防。"此诀由北宋哲学家邵康节(字尧天,今河南密县人)所作,堪称防病益寿之秘诀。

爽口:美味可口。

快心:快乐人心。

爽口物多终作疾,快心事过必为殃。

八二、酒少饮尤佳，多饮伤神损寿，易人本性，
　　　其毒甚也。醉饮过度，丧生之源。

—《饮膳正要·饮酒避忌》

少少饮酒，对身体大有益处，但多饮、过饮则容易伤神损寿，且最易改变人的本性，其对身体的毒害十分严重。醉酒过度，实为伤身之源。

酒为百药之王，不少中药需用酒来炮制，有些处方煎煮时尚须加入适量的酒。适量饮酒，有助于温通经脉，畅行气血，消除疲劳，促进睡眠。平素聚会，酒又是营造气氛的调节剂，似不可少。但饮酒切不可过量，过量则伤身，过量则乱性，过量则损寿，是谓人所共知。然而，在现实生活中，劝酒之风盛行，酗酒之人不少，这一我国酒文化中的负面风气应当予以摒弃。请看在保全他人健康的分上，劝酒须文明；也请看在保全自己健康的分上，饮酒莫过量。

经典溯源

《饮膳正要·饮酒避忌》：《饮膳正要》，为元代忽思慧所撰，全书共三卷。卷一内容为诸般禁忌，聚珍品撰。卷二内容为诸般汤煎，食疗诸病及食物相反中毒等。卷三内容为米谷品、兽品、禽品、鱼品、果菜品和料物等。本文摘自卷一之"饮酒避忌"篇，原文载："酒，味苦甘辛，大热，有毒。主行药势，杀百邪，去恶气，通血脉，浓肠胃，润肌肤，消忧愁。少饮尤佳，多饮伤神损寿，易人本性，其毒甚也。醉饮过度，丧生之源。"

易：改变。

酒少饮尤佳，多饮伤神损寿，易人本性，其毒甚也。醉饮过度，丧生之源。

八三、五味之过，疾病蜂起。

——《格致余论·饮食箴》

饮食五味，不宜偏嗜，否则就会酿生各种疾病。

中医学认为，五味与五脏，各有其亲和性，如《素问·至真要大论》曰："酸先入肝，苦先入心，甘先入脾，辛先入肺，咸先入肾。"如果饮食五味过于偏嗜，就会使五脏之气偏盛偏衰，此谓"气增而久，夭之由也"。由五味偏嗜导致的疾病是一个渐变的过程，故养生之人，应遵循平素饮食五味不偏，以防变生疾病。

经典溯源

《格致余论》：元代著名医家朱震亨（丹溪）所著，是中国最早的一部中医医话专著。该书卷首即有饮食箴、色欲箴二篇，论述色、食的摄养要点，又列茹淡论、房中补益论、大病不守禁忌论等，进一步阐明把握饮食、色欲宜忌的养生观；慈幼论、养老论则从人体特定阶段的生命规律，议论养生的不同特点。

五味之过，疾病蜂起。

五味：泛指各种味道或调和众味而成的美味食品。

八四、心为一身之宰，脾为万物之母。养心养
　　　脾，摄生最要。

——《医述·医学溯源》

　　"心"是一身功能的主宰，"脾"是万物化生的源泉。故养心养脾，是养生最为重要的。

　　中医学理论认为，心主血脉、主神明，是血液运行、精神思维的主宰，有协调整个机体功能活动的作用，有"君主之官"之称，故为"一身之宰"。脾主运化，是机体气血津液等营养物质吸收生成的源头所在，有"后天之本"之称，故为"万物之母"。所以养心养脾，是养生的关键。

经典溯源

　　《医述·医学溯源》：《医述》共十六卷。清代医家程文囿所辑，刊于 1826 年，本书取"述而不作"之义命名。作者将平素摘录医书的札记分类汇编而成此书。除引原文外，并附记出处，但不加任何按语。本条出自《医述·卷一·医学溯源》之养生篇。

　　万物之母：土为万物之母，脾在五行属土，故说"脾为万物之母"。

八五、胃气旺则五脏受荫，胃气伤则百病丛生。

——《医宗金鉴·删补名医方论》

人受气于水谷，而水谷由胃受纳，并初步消化，再由脾经运化而为精微，并将其转输全身，营养诸脏。故脾胃气旺，则五脏受其滋养。脾胃气衰，则水谷精微不足，气血生化乏源，五脏失于充养而百病丛生。脾胃之气的盛衰，关系到生命的存亡，故凡欲治病，必须常顾及胃气。

经典溯源

《医宗金鉴》：又名《御纂医宗金鉴》，是清代太医吴谦等负责编修的一部综合性医书。全书九十卷，共收入十五部医学专著。编次清晰，论述扼要，选方平稳，后人评价其既适于初学医者之朝夕诵读，又宜于临床医家之案头参考。所引原文见《医宗金鉴·删补名医方论·四君子汤》。该书四君子汤："人参、白术、茯苓、甘草各二钱，加姜、枣，水煎服。"

胃气旺则五脏受荫，胃气伤则百病丛生。

胃气：泛指脾胃功能。

受荫：受到恩泽、庇护。

八六、饮不可过，过则湿而不健，食不可过，过则滞而难化，病由是生矣。

——《寿世青编·养脾说》

饮食有节是健康的保证。若饮入过多，困阻脾胃，脾失健运，水液不化，聚而成湿。经常暴食，超过脾胃受纳、腐熟、运化的能力，食积壅滞不化。湿浊、食积阻遏中焦，脾胃升降失常，进而变生诸病，故养生应饮食有节。

渴而欲饮，饮不可过。饥而欲食，食不可过。饮食，虽为维持人体生命活动所须臾不可或缺的，但饮食根据各自需求量的不同，均应有度。有饮一杯之水，食一碗之饭，而谓之太过者，对脾胃虚弱之人或病后康复之时，尤应谨慎。

经典溯源

《寿世青编》：是清代名医尤乘撰，是一部养生专著，又名《寿世编》。该书摘有五养说：养心说、养肝说、养脾说、养肺说、养肾说。其养脾说，有"饮不可过，食不可过"之论。

饮：此指水饮。

食：此指食物。

饮不可过，过则湿而不健，食不可过，过则滞而难化，病由是生矣。

八七、食后须行百步多，手摩脐腹食消磨。

——《寿世青编·孙真人卫生歌》

饮食之后务多散步，手摩脐腹能助消化。

饭后散步是一种缓慢运动、有氧运动，有利于胃肠蠕动，有利于食物的消化、吸收。民间谚语"食后百步走，活到九十九"，也正是强调饭后散步可延年益寿。食后摩腹，更能直接促进腹部气血运行和胃肠蠕动功能，有助于饮食物的消化吸收，至今仍为养生人士所沿用。饭后散步和食后摩腹，既容易做到，又收效明显，对于中老年人及脾胃虚弱的人尤为适合。

经典溯源

《寿世青编·孙真人卫生歌》：《寿世青编》，清代名医尤乘所撰的一部养生专著。书中有摘引《孙真人卫生歌》，孙真人即唐代医家孙思邈。查《孙真人卫生歌十三·消食篇》有：食后徐行百步多，手摩脐腹食消磨。夜半灵根灌清水，丹田浊气切须呵。

消磨：即消化之意。

食后须行百步多，手摩脐腹食消磨。

下篇 饮食养生名句解读（七〇～九〇）

八八、粥饭为世间第一补人之物。

——《随息居饮食谱·谷食类》

粥是最常用的饮食物，易于消化吸收。年迈体弱或久病初愈之人，食之大有裨益，可以补脾助化，养胃增液，故为"世间第一补人之物"。

我国人民自古就有食粥的习惯，仅据文献记载也有两千多年的历史。相传粥最早由黄帝始创，并经过历代饮食生活实践，粥的制作方法不断发展，种类极为丰富。其中，特别是历代医家所研制的各种食养食疗药粥。作为具有中国特色的粥品，可谓是我国的一大发明，也是对人类健康的一大贡献。

清代著名文学家袁枚所著的《随园食单》在谈到粥时曾指出："见水不见米，非粥也；见米不见水，非粥也。必使水米融洽，柔腻如一，而后谓之粥。"粥的种类很多，如以原料不同可分为米粥、面粥、麦粥、豆粥、菜粥、花卉粥、果粥、乳粥、肉粥、鱼粥及各种食疗药粥等。清代黄云鹄在其《粥谱》中还谓粥于养老最宜：一省费，二味全，三津润，四利膈，五易消化，对食粥养生大力推崇。

陆游也极力推荐食粥养生，认为能延年益寿，并专作一首著名的《食粥诗》，诗中写到"世人个个学长年，不悟长年在目前。我得宛丘平易法，只将食粥致神仙"。

粥饭为世间第一补人之物。

一百天学中医

经典里的养生名句

粥饭：即指粥。

《随息居饮食谱》：清代医家王孟英编撰。全书共分为水饮、谷类、调和、蔬食、果食、毛羽、鳞介等七个部分，收入日常饮食品类三百三十余种。该书内容对保健、保养及疾病防治均具有较高的参考价值和借鉴作用。所引原文出自该书《谷食类》篇："粥饭为世间第一补人之物，强食亦能致病戕生。"

札 记

下 篇

饮食养生名句解读（七〇~九〇）

八九、凡人饮食，盖有三化：一曰火化，烹煮熟
　　　烂；二曰口化，细嚼慢咽；三曰胃化，蒸变
　　　传运。二化得力，不劳于胃。

　　　　　　　　　　　　　——《随息居饮食谱·水饮类》

　　大凡人饮食的受纳、运化、吸收、转输过程，有赖于"三化"：一是"火化"，强调饮食要注意烹调，根据不同食物而掌握其烹调方法、火候特点、烹饪时间，做到既美味可口，又容易消化吸收；二是"口化"，强调进食时应细嚼慢咽，防止匆忙进食或暴饮暴食而损伤脾胃功能，有碍消化吸收；三是"胃化"，强调脾胃对食物受纳腐熟、消化吸收、转运输布的重要作用。如果"火化""口化"得当、得法，无疑能起到减轻脾胃负担、保护脾胃功能的作用。

　　火化—口化—胃化，是确保饮食物正常摄入、消化、吸收全过程中的三个重要环节。当今社会，"三化"问题，层出不穷。先说食物"火化"，生冷食品、垃圾食品，充斥饮食市场。再说食物"口化"，匆忙进食、暴饮暴食，司空见惯。至于食物"胃化"，有多少人唯图口福，不顾脾胃，以致伤及被称为"后天之本"的脾胃功能。而且，由于"口化""火化"不恰当、不地道而伤及"胃化"者，更是容易忽略而不被重视。我们应该从养生保健角度，高度重视饮食烹调和饮食习惯。

　　胃化：此泛指脾胃运化功能。

　　蒸变传运：指脾胃对饮食物的蒸腾磨化、转运输布作用。

凡人饮食，盖有三化：一曰火化，烹煮熟烂；二曰口化，细嚼慢咽；三曰胃化，蒸变传运。二化得力，不劳于胃。

《随息居饮食谱·水饮类》：《随息居饮食谱》为清代医家王孟英所著，语言通俗易懂，是一部研究中医食疗学、养生保健、祛病延年的营养学专著。所引原文出自《水饮类》篇："凡人饮食，盖有三化：一曰火化，烹煮熟烂；二曰口化，细嚼缓咽；三曰胃化，蒸变传运。二化得力，不劳于胃。故食生冷，大嚼急咽，则胃受伤也。"

∽∽∽ **札 记** ∽∽∽

下 篇 饮食养生名句解读（七〇～九〇）

九〇、高年之人，真气耗竭，五脏衰弱，全仰饮
　　　食以资气血。

——《养老奉亲书·饮食调治》

年迈之人，机体元气渐趋耗伤，五脏功能渐趋衰弱，全赖饮食精微来充养气血。

年高之人，精气渐衰，应该摄入多样食物，不可忌口太过，谷、果、畜、菜适当搭配，做到营养丰富全面，以补益气血、延缓衰老。

经典溯源

《养老奉亲书·饮食调治》：《养老奉亲书》，为宋代陈直所撰的老年养生专著。所引原文强调饮食营养对于老年养生的重要性。指出："是以一身之中，阴阳运用，五行相生，莫不由于饮食也……其高年之人，真气耗竭，五脏衰弱，全仰饮食以资气血，若生冷无节，饥饱失宜，调停无度，动成疾患。"

高年：老年。

真气：即人体元气。

仰：此指依赖、依靠。

高年之人，真气耗竭，五脏衰弱，全仰饮食以资气血。

房事摄养名句解读

（九一～一〇〇）

九一、以酒为浆，以妄为常，醉以入房，以欲竭其精，以耗散其真，不知持满，不时御神，务快其心，逆于生乐，起居无常，故半百而衰也。

——《素问·上古天真论》

不懂得养生的人，把酒当作水浆似的贪饮无度，将恣意妄为的生活视为正常，醉后肆行房事，纵情色欲，以致精气竭尽，元气耗散，不知道保持精气的充盈，不明白保养精神的道理，只为追求一时之快，违背了养生的真正乐趣，起居没有一定的规律，所以五十岁左右就明显衰老了。

酒色无度，肆意妄为，惟图其乐，不知养神，以致伤及身心，促其短命者，在现实生活中，亦时有所闻。

经典溯源

《素问·上古天真论》曰："上古之人，其知道者，法于阴阳，和于术数，食饮有节，起居有常，不妄作劳，故能形与神俱，而尽终其天年，度百岁乃去。今时之人不然也，以酒为浆，以妄为常，醉以入房，以欲竭其精，以耗散其真，不知持满，不时御神，务快其心，逆于生乐，起居无节，故半百而衰也。"

浆：水浆、饮品。

真：人体真元之气，即元气。

持满：保持精气的充盈。

不时御神：不能经常护养精神。

以酒为浆，以妄为常，醉以入房，以欲竭其精，以耗散其真，不知持满，不时御神，务快其心，逆于生乐，起居无常，故半百而衰也。

九二、人之所上，莫过房欲。法天象地，规阴矩阳。悟其理者，则养性延龄；慢其真者，则伤神夭寿。

——《素女经·洞玄子》

房室之欲，是人类最为崇尚的生理要求。性事活动应以天地自然为法则，以阴阳之理为规范。若能通晓此理，并依此而行，则有利于养性延年；如果轻慢其理而贪色纵欲，则可伤神折寿。

《孟子》有云："食、色，性也"。性事活动，是人类的本能需求、情感需求、传宗需求，不可回避，也无可厚非。但人类的性事活动又明显地受到人文道德的制约，受到民族风尚的影响，即涉及今日所言的性文化、性观念、性道德的诸多问题。从养生保健角度而论，性事活动不可不及，也不能太过，因人而异，因情而定。健康的性爱可以增进夫妻情感，促进心身愉悦，鼓舞乐观向上，利于养生保健。反之，放纵施欲，又为伤害身心之利剑。

经典溯源

《素女经》：作者不详，据后人考证，可能成书于战国至两汉之间，并在魏晋六朝民间流传修改。该书是至今保存得最为完整的一部房中专著。

上：通"尚"，即崇尚。

法天象地：以顺应天地自然变化规律为法则。

规阴矩阳：以阴阳为规范。

慢：轻慢，不敬。

则养性延龄；慢其真者，则伤神夭寿。

人之所上，莫过房欲。法天象地，规阴矩阳。悟其理者，

九三、天地有开阖，阴阳有施化。人法阴阳，随四时，今欲不交接，神气不宣布，阴阳闭隔，何以自补？

——《素女经·至理》

天地自然有升降开合，阴阳变化能输布化生。人的生命活动、生理功能也取法于阴阳四时变化。若想隔绝男女交合，势必神志气机得不到应有的疏泄宣发，如此阴阳隔阻，何谈禁欲以自补呢？

欲不可纵，但也欲不可禁。从养生角度看，满足正常的性欲要求，是和泰阴阳、顺应人欲、舒缓情志、宣泄气机的生理需要。由此可见，禁欲以自补的说法，对于一般人而言是不可取的。

经典溯源

《素女经·至理》：所引原文出自《素女经·至理第一》。原文载："黄帝问素女曰：今欲长不交接，为之奈何？素女曰：不可。天地有开阖，阴阳有施化。人法阴阳随四时，今欲不交接，神气不宣布，阴阳闭隔，何以自补？练气数行，去故纳新，以自助也。"

开阖：即开合。

施化：施布化生。

交接：男女交合。

天地有开阖，阴阳有施化。人法阴阳，随四时，今欲不交接，神气不宣布，阴阳闭隔，何以自补？

九四、上士别床，中士异被，服药百裹，不如
　　　独卧。

——《神仙传·彭祖》

《神仙传》引用古代寿星彭祖的话说：通晓养生的
人，夫妻别床而卧。稍懂养生的人，夫妻异被而睡。调
补之药，服食再多，也不如相对独卧。

此言"独卧"，意在能使神清气定，耳目不染，易于控
制情欲，利于保健延年。"独卧"的告诫，当是有所指的，
如对于情欲旺盛的青壮年、高龄肾亏的老年人以及正值
经期孕期的女子、患有慢性疾病或病后康复期间的患
者，应适当改变既往夫妻同床的生活常规，异被、别床，
乃至分室颐养，以清心寡欲，养精固正，具有一定的养生
意义。

经典溯源

《神仙传》：东晋医家葛洪撰。葛洪自谓因弟子滕
升问及古仙之有无，乃作此书。全书共录仙人八十四，
除容成公、彭祖二人外，皆为《列仙传》所未收，其间收录
不少古称仙人的养生之道。

裹：一帖药为一裹。

上士别床，中士异被，服药百裹，不如独卧。

九五、人复不可都绝阴阳，阴阳不交，则坐致壅
　　　於之病，故幽闭怨旷，多病而不寿也；任
　　　情肆意，又损年命。唯有得其节宣之和，
　　　可以不损。

——《抱朴子内篇·释滞》

原文强调男女阴阳交合不能人为地压抑，根本的方法是要遵守一定的法度。

人是不可以不分有无疾病，不论年迈与否，一概隔绝性事生活的。若缺乏适当的男女交合，长此以往，就会容易出现气血瘀滞而罹患疾病。男女长期缺乏性事活动的，往往多病而难能长寿。但若任情肆意，色情纵欲，又会伤肾竭精，有损天年。唯有保持合理的、适度的性事活动，才能宣通气血，和悦情志，有利于健康，有益于延年。

《备急千金要方·房中补益》写道："男不可无女，女不可无男，无女则意动，意动则神劳，神劳则损寿……强抑郁闭之，难持易失，使人漏精尿浊，以致鬼交之病，损一而百也。"孙氏的提法是合乎实际的。长期隔绝性事活动的成年男子往往易发生遗精、滑精、精浊等病，其原因是意动神摇，精失闭藏所致。

关于女子，失其正常的交合亦会致病。《妇科玉尺·月经》写道："室女忧思积想在心，则经闭而瘵怯者

绝阴阳：隔绝性事活动。

於：通"淤""瘀"，指阻滞不畅。

幽闭怨旷：指女无夫，男无妻，指缺乏性生活。

140

多"。"愆期未嫁之女,偏房失宠之妾,寡居之妇,庵院之尼,欲动不能遂,感愤不得言,多有闭经之疾。"可见违背人的正常生理需要,强行压抑情感是有害的。

关于这方面的道理,《三元延寿参赞书·欲不可绝篇》指出:"男子以精为主,女子以血为本,故精盛则思至,血盛则怀胎。若孤阳绝阴,独阴无阳,欲心炽而不遂,则阴阳交争,乍寒乍热,久而成劳"。可见,男女双方的性欲与性要求得不到正常的舒展,受到压抑,就会损害健康。

无论是从人的正常生理需要分析,还是从养生防病方面衡量,人的性欲与性要求是不宜完全戒绝的。显然这个主张与禁欲主义是水火不相容的,一组调查资料表明,终身不婚与已婚者的平均寿命相比,后者比前者长。足见古人的见解既合乎人情,也包含科学道理。事实上有节制的房事有益于男女双方健康,被誉为长寿的秘诀。

经典溯源

《抱朴子内篇·释滞》:所引原文出自《抱朴子内篇·卷八·释滞》。释滞,解决疑难问题。《抱朴子内篇》"释滞"一节,重点讨论房事节宣事宜。

唯有得其节宣之和,可以不损。

九六、男子破阳太早，则伤其精血；女子破阴太早，则伤其血脉。

——《三元延寿参赞书·欲不可早》

男女性事活动和婚育年龄不可过早，男子过早，易伤精血，女子过早，易伤血脉。

男子以肾为先天，以精为本。男子必待肾精充盈，方可论婚娶，行房事，否则伤肾损精，不利养生。女子以肝为先天，以血为本。女子必待血气充足，方可论婚嫁，言生育，否则伤肝竭血，有害健康。故早在《论语》就有告诫："少之时，血气未定，戒之在色"。强调青少年正处于生长发育的阶段，切不可过早近欲。

经典溯源

《三元延寿参赞书》：元代李鹏飞著，该书为道教养生专著，强调若能固精气、常起居、节饮食，则可延寿。

破阳：指男子首次性生活。

破阴：指女子首次性生活。

九七、才不逮强思之，力不胜强举之，伤也甚矣。强之一字，真戕生伐寿之本。夫饮食所以养生也，然使醉而强酒，饱而强食，未有不疾以害其身，况欲乎？欲而强，元精去，元神离，元气散。戒之。

——《三元延寿参赞书·欲不可强》

就性事活动而言，若其功能、能力不能胜任时，勉强思念，勉强行房，其对身心健康的伤害是不可小视的。勉强而为，实在是有损健康、有损天年的重要因素。如饮食虽然可以充养身体，然而若酒醉状态还强行饮酒，饱食状态还强行进食，没有因此而不罹患疾病、伤害身体的，更何况性事活动了。性事功能无力胜任时，过多欲念，勉强行房，易伤人体最为本元的精、气、神。有鉴于此，切切慎之戒之。

人之性爱之欲，行房之举，也应量力而行。顺之则有益于身心健康，逆之者不利于养生保健。

经典溯源

《三元延寿参赞书·欲不可强》：《三元延寿参赞书》，元代综合性养生著作，书名之义为：天地人三元相参，赞化育之功，而成延寿之书。该书提出了欲不可绝、欲不可早、欲不可纵、欲不可强、欲不可忌、欲有所避等关于健康性生活的主张，是此书最为引人注目的部分。

才不逮：能力所不能达到。

力不胜：力量所不能胜任。

强勉：勉强而为。

真：确实，实在。

阴阳之道，合则聚，不合则离，合则成，不合则败。天道人道，莫不由之，而尤于斯道为最。

九八、阴阳之道，合则聚，不合则离，合则成，不合则败。天道人道，莫不由之，而尤于斯道为最。

——《景岳全书·妇人规》

男女性事活动的和谐之道，在于情投意合，双方均有情趣意愿时交合，若无此意愿时不宜交合。唯有情投意合，方能提升性事活动的质量，不能情投意合容易出现性事活动的失败。天道人道，其成败如何，无不如此，何况男女性事活动是最需要双方和谐的。

可见，有助于身心健康的房事之道，最为关键的因素即在于"和"。所谓"和"，就是指男女的两性生活必须是包括情感、身体在内的多方面的协调配合，达到水乳交融，和谐一致。夫妻双方只有在互相尊重、互相信任、互相体贴、互相忠诚的基础上，才能达到情感的升华、婚姻的美满。

经典溯源

《景岳全书·妇人规》：《景岳全书》为明代著名医家张景岳著，是记录了张景岳毕生治病经验和中医学术成果的综合性著作。共六十四卷，全书包括传忠录、脉神章、伤寒典、杂证谟、妇人规、小儿则、本草正、外科钤和古方八阵、新方八阵等部分。书中"妇人规"篇，专论夫妇关系及夫妇子嗣，重视房事保健与优生。

阴阳：此特指男女性事活动。

九九、男子二八而天癸至，女人二七而天癸至。
交合太早，斫丧天元，乃夭之由。男子八
八而天癸绝，女人七七而天癸绝，精血不
生，入房不禁，是自促其寿。

——《勿药元诠·色欲伤》

男子十六岁前后产生天癸，女子十四岁前后产生天
癸。男女交合太早，会损伤肾中精气，成为伤及寿命的
缘由。男子六十四岁前后天癸将绝，女子四十九岁前后
天癸将绝，男精女血衰少之时，若不能节制房事，是伤身
损寿之举。

男子一八至八八、女子一七至七七的不同阶段，有
着不同的生理功能、生殖能力及性欲状态，这在《素问·
上古天真论》论述甚详。青年男女，交合不宜太早；年老
之人，交合不可过频。古人对此颇为强调，从养生保健
角度看，这一认识也不无道理。总之，欲不可禁，亦不可
纵，因人而异，量力而行。

经典溯源

《勿药元诠》：清代医家汪昂所著。该书载有"养生
颂""金丹秘诀""保健十六宜"等养生功法十余种，对房
事养生也有精辟论述，至今仍被医学家和养生家沿袭
应用。

天癸：肾中精气发展至一定阶段所产生的与生殖
功能有关的一种物质。

男女相成，犹天地相生，天地得交会之道，故无终竟之限。人失交接之道，故有夭折之渐。

一〇〇、男女相成，犹天地相生，天地得交会之道，故无终竟之限。人失交接之道，故有夭折之渐。

——《玉房秘诀》

男女相需，好比天地相合。天地阴阳交泰，才使万物生化无穷。若男女不循交合之理，便有伤身折寿之兆。

适度的性事活动，有助于身心健康、家庭幸福和社会和谐。孔子即将"内无怨女，外无旷夫"作为其所设想的大同社会的标志之一。

经典溯源

《玉房秘诀》：唐代冲和子所撰。该书为我国性学古籍，论述房事过程中女子的性生理和性心理变化。书中所及，衡之古今皆无不当之处。这是古代房中家实践经验的总结，多与中医学的阴阳五行、气血经络理论相结合，含有气功导引之法，有一定的参考价值。

终竟：完毕，穷尽。

渐：此有征兆、迹象之意。